U0121649

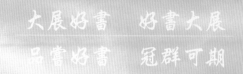

大展好書　好書大展
品嘗好書　冠群可期

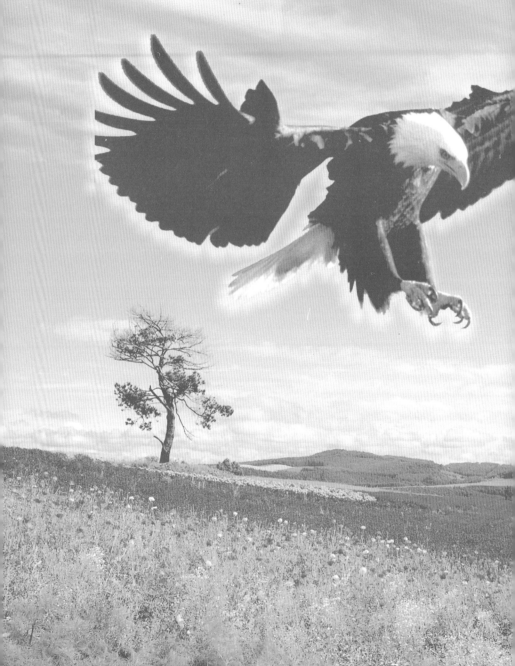

大展好書　好書大展
品嘗好書　冠群可期

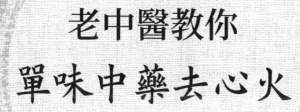

老中醫教你
單味中藥去心火

謝文英 編著

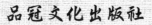

品冠文化出版社

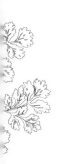

前言 FOREWORD _____

　　隨著生活水準的提高，現代社會的人類壽命普遍延長，但很多新型疾病也隨之湧現，而且一些中醫傳統病症的發生率也隨之增加，給人們的生活帶來了很多不便和痛苦。

　　上火是民間俗語，又稱「熱氣」，從中醫理論來看，上火屬於中醫熱證範疇。中醫認為人體陰陽失衡，內火旺盛，則容易上火。因此，所謂的「火」，是形容身體內某些熱性的症狀，而上火也就是人體陰陽失衡後出現的內熱證候，具體症狀有眼睛紅腫、口角糜爛、尿黃、牙痛、咽喉痛等。

　　「心火旺」通常是指由於內傷七情，或外感六淫，致臟腑功能失調，水火不相既濟，心火內熾，擾亂心神，則心煩、失眠、上炎口舌，可致口舌生瘡，熱邪下移則尿熱、尿赤，主要表現為實熱證候。

　　解決方法是「去火」，即中醫的清熱泄火法，可服用滋陰、清熱、解毒消腫的藥物，也可用中醫針灸、拔罐、推拿、按摩等療法。

　　然而，大多數人體內的「火」都是吃出來的，改變

不良的飲食習慣，吃適合自身體質的食物是防治身體「上火」的關鍵。中醫認為，飲食是防治上火的最好方式，吃對食物，細心規劃日常飲食，可以有效幫助身體「防火」「滅火」。中醫講究藥食同源，一些藥材既有去心火的功效，又能化身餐桌上的美食，只要善於利用，動一動心思，花一些時間，就能保護我們的心不上火，為我們的健康提供保障。

為了讓更多的人做好防「火」工作，不要等到身體上火之後才開始補救；同時也為了讓那些已經有心火的人能儘快降火，我們特別編撰了這本《老中醫教你單味中藥去心火》。全書詳細介紹了能去心火的藥材和食材、不上火的飲食搭配、去心火的對症吃法，更有針對不同體質、不同上火病症的飲食「防火降火」法。

全書知識點全面，講解深入淺出，並且書中的藥膳和方劑都有詳細的製作步驟講解，方便讀者閱讀使用。願本書能幫助讀者去掉「心火」，讓每個人都過上「不上火」的舒心生活！

目 錄
CONTENT

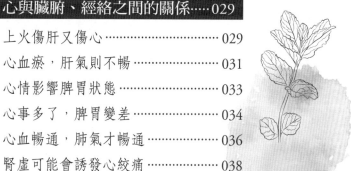

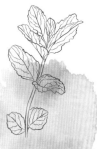

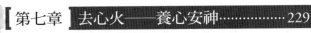

［第七章　去心火——養心安神 ········· 229

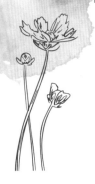

心為君主之官，養生先養心

心者，君主之官也

中醫有「心藏神」之說，《素問‧靈蘭秘典論》中有云：「心者，君主之官，神明出焉。」《黃帝內經》中有記載：「心為君主之官，主不明，則十二官危。」意思就是說，一旦人的內心出了問題，身體中的臟腑就會有病變的危險。

現代中醫認為，人之精神、意識、思維活動屬大腦生理功能，為大腦對外界客觀事物之反映。中醫學由整體觀念出發，人體之精神、意識、思維活動為各臟腑生理活動之反映，所以將其分成五方面，分別和五臟相對應。《黃帝內經》中稱：「心藏神、肺藏魄、肝藏魂、脾藏意、腎藏志。」

所謂「心藏神」，即精神、思維、意識活動，以及這些活動反映的聰明智慧，均由心來主持。心主神明功能正常，即可精神健旺，神智便會清楚；反之，若神志異常，就會出現健忘、失眠、驚悸等，還會誘發其他臟腑功能紊亂。

此外，心主神明還說明心為人之生命活動的主導

者，為各個臟腑的統帥者，一旦心發生病變，其他臟腑就會跟著發生病變。

◉ 心與五臟相關聯

《黃帝內經》將人體五臟六腑命名為十二官，心為君主之官，書中是這樣描述心的：「心者，君主之官。神明出焉。故主明則下安，主不明，則一十二官危。」意為心為君主，肯定了它在五臟六腑中的重要性。

心是五臟的主管，是全身血脈的樞紐。心能把血液輸送至身體各處，為全身器官提供所需養分，同時帶走人體生理活動產生的代謝產物。意思就是說，心功能旺盛，全身組織才可獲得充足的養分；反之，身體的組織器官就會由於營養不足而功能衰退、衰竭。

心臟的搏動主要依靠心氣的推動作用，若一個人心氣旺盛，血液即可流注營養全身，面色就會紅潤、有光澤；若一個人心氣不足，就會血行不暢、血脈空虛，進而導致心悸氣短。

◉ 心受情緒影響

在實際生活中，任何不好的情緒都會影響到我們的心臟。所以，心臟是我們最容易受傷的器官。《黃帝內經》中有記載：「主明則下安，以此養生則壽。」這裡提到的「主」，指的就是心臟。

心臟影響著我們的情緒，所以，我們必須保持心態的平和、安穩，這樣才能保持身體健康。

　　只有心健康，其他臟腑的健康才有保障，喜、怒、憂、思、悲、恐、驚這些情緒也會穩定下來，不給我們添麻煩。

心主血脈

　　心主血，指的是心有推動血液在脈管中運行，為全身各處輸送營養的作用。脈為血液運行之通路。血液之所以可以在脈管之中運行，主要依靠心氣推動。心氣旺盛，則血液運行順暢，血液中的營養物質才得以順利運行到全身各器官、組織之中。

　　所以，心氣強，身體營養才充足，血脈充盈，脈搏有力，面色紅潤；心氣弱，血脈空虛，脈搏細弱或節律不整，面色無華，甚至血行瘀滯，脈澀不暢。

　　日常生活中，我們常常會聽到這樣的話語「多年的心血」「嘔心瀝血」「傾盡一生心血」，可見心和血之間的關係有多密切。血的生成是在五臟六腑的共同作用下完成的，而這其中的重中之重就是心。

　　心位於胸中，藏神，是生命活動之根——小腸的根本，主神明和血脈，同小腸相合，其華在面，其充在血脈，其氣通於舌，開竅於耳，在液為汗。其中，心主神明說的是人的思維意識活動。古人認為，人之思維意識活動源於內心之中，所以有「神明出焉」的說法，心主血脈，可奉血於腦而出神明。

　　中醫認為，一個人的面色就反映著這個人的氣血是

否充足。心主血，心血充盈，面色才能紅潤、有光澤。因此，養心不僅能讓人擁有健康的身體，還能擁有紅潤的面色。

面對競爭日趨激烈的社會，越來越多的人被沉重的壓力壓得喘不上氣來，身心俱疲，奮鬥到最後，事業有了，健康卻沒了。其實不管工作有多忙，都要注意勞逸結合，堅持進行一定的體育鍛鍊，在長久的鍛鍊過程中磨礪身心，讓自己變得更加堅強。每天抽出一定的時間休息，放鬆一下緊繃的神經和疲憊的身體。

心情不好時，一定要儘快排解，千萬不要悶在心裡，應該想辦法宣洩或排解，可以選擇看喜劇、聽相聲、逛街、大哭、談心等方式使心情舒暢。也可以找個安靜的、環境優美的地方獨自待一會兒，靜靜心神，做做深呼吸，或是輕閉雙目，讓大腦完全沉靜下來，全身放鬆，聆聽周圍的風吹聲、草動聲、鳥叫聲、蟬鳴聲等，想像著自己身處深山之中，享受著藍天白雲、潺潺流水的靜謐；或是想像著自己在廣闊的海邊，將自己的苦楚傾注到那一望無垠的大海中。

如果內心的負面情緒實在難以調節，要及時諮詢心理醫生，以及早恢復到積極樂觀的狀態，擁有健康的身心。

心氣足，神清氣爽

中醫將心臟的正常搏動和推動血液循環的動力、物

質稱作「心氣」。此外，心和血脈相連，心主血，被稱為「心血」，心血參加著血液循環、營養各臟腑組織器官，同時為神志活動提供物質能量，灌注心臟之脈管，維持心臟功能。所以，心氣旺盛、心血充盈、脈道通利，心主血脈之功才正常，血液才可在脈管中正常運行。

經由上述介紹我們不難看出心對於人體的重要性，一旦人體的「君主之官」發生異常，身體的其他器官也會跟著發生病變，喪失其應有的功能，身體健康就會受到威脅。但如果我們擁有一顆健康的心臟，全身的血液都會變得更加清澈，血液的運行也會更加順利，整個人的精神狀態、健康狀況都會大大提升。相反，長期氣血不足，最容易出問題的就是心臟和大腦。

很多女性都有這樣的體會，步入更年期之後，多多少少會出現一些不適症，常常感覺心臟「突突」地跳個不停，有時候還會偷停；常常睡不著覺，心裡有事兒，看誰都不順眼；手腳冰涼，渾身無力，身上發軟；頭暈目眩，頭痛，頭脹。其實這些症狀都和氣血供應不足有關。

氣血不足的人很容易出現心悸，「心悸」這個詞絕大多數的人都聽說過，但很多人並不是很瞭解什麼是心悸。《說文解字》中認為，悸即心動；《辭海》中提到悸為心跳之意，指不因為驚嚇，自己感受到心跳不安的一種症狀；張仲景在《傷寒論》中提到，心悸指的是一種不正常心跳，因為驚嚇而心神不寧。西醫稱心悸為「早搏」。心悸的病因雖然有很多，但病機不外乎氣血陰陽虧虛，心失所養，或擾心神，心神不寧，病位雖在心，但是和肝、

脾、肺、腎有著密切關係。

心悸時，可以試著按摩郄門穴（前臂掌側，當曲澤穴與大陵穴的聯結上，腕橫紋上 5 寸）。

【具體按摩方法】右手拇指稍微用力按壓左手手臂上的郄門穴，之後用左手手腕向內轉動 45 度後返回，每分鐘做 30 次，連續做 3 分鐘。做完後，症狀即可得到緩解。

郄門穴是手厥陰心包經上的郄穴，有寧心、理氣、活血的功效，為應對疾症的常用穴，能迅速緩解急性發作症狀。因此，出現心悸時只要稍微按壓此穴即可緩解症狀，平時按揉此穴能預防心悸。

在此提醒大家注意，雖然兩個手臂上都有郄門穴，但只有左前臂上的郄門穴對心悸症狀有良效。

氣血旺盛，心才可以健壯；氣血不足，心臟就會變得虛弱。心悸為臨床常見病，惡化到一定程度會出現心搏驟停等心跳不規律、心律不整的病症，這個時候就要提高警惕了，因為此時已經不是簡單的心悸了，而是「怔忡」。「忡」即急切、衝動的心情；「怔」即心跳、脈搏出現間歇、停頓。怔忡兩字一正一反，心跳忽快忽慢、忽起忽落，為典型的心神散亂，屬危重症。

怔忡發病於心，所以預防怔忡要從護心開始。對內，要讓氣血充盈，強壯心肌，提升抗刺激能力；對外，要避免情緒發生劇烈變化，「驚」最易導致「怔」，「憂」最易導致「忡」。

已經出現怔忡的患者，在調理情志的過程中，應採

取食療的方法輔助安定心神，比如泡杯酸棗仁茶。酸棗仁有寧心安神、補中養肝、斂汗等作用，能夠治療虛煩不眠、驚悸怔忡、體虛自汗等症。

⊞ 心陰不足，易陰虛火旺

陰陽原本是中國古代哲學中的概念，後來醫家將其應用於醫學理論中，成為中華傳統醫學的一大特色。自然界中的萬事萬物都講究陰陽平衡，陰平陽秘的狀態為理想的狀態，心指導全身的生命活動，離不開陽的推動和陰的滋養。

通常來說，久病體虛、思慮過度、情志不暢或心火太大都會過度消耗心陰，表現出虛熱內生、陰虛火旺的症狀。心陰不足者會表現出以下症狀：潮熱，盜汗，面紅，手足心熱；口舌生瘡，舌紅少苔，口渴咽乾；心煩，心悸，失眠，多夢等。

心陰虛還可以透過舌診、脈象來檢查和確診。心血虛、心陰虛者多見以下症狀：心悸怔忡、失眠多夢。如果舌紅、生火、脈細數，或有盜汗，則可辨為心陰虛；缺少紅、赤、熱、汗的症狀，或見有脈細、舌淡、面色不華，則可辨為心血虛。

◉ 中醫診斷

心陰虛證為臨床常見虛證之一。多因情志內傷，五志化火，消灼心陰；或因勞傷太過，心陰暗耗；或熱病傷

陰，心陰虧損；或肝腎陰虛日久，致使心陰不足。其病主要在心，也常可因心陰不足，虛火內燔而灼傷肝、脾、肺、腎之陰，致四臟功能失常。

相似證候的辨別：

同心氣虛、心陽虛一樣，有了心的病變症狀，如心悸怔忡，便可以認定為心臟功能異常，可與其他臟腑區別開來，不同臟腑均有各自的病變症狀。

有心的病變症狀，再加上陰虛或血虛症狀，單純的心陰虛、心血虛就不難辨證了。心陰虛症狀除心悸、怔忡外，還可從以下幾方面辨證。

失眠、多夢、神志異常等；心所在部位：胸悶、胸痛；汗：盜汗，大汗；舌：舌體運動及色澤變化等。但是常見的，比較肯定的，是前面幾項。胸、汗、舌的變化，也可尤其他臟腑所引起。

其實，盜汗就是陰虛不能制火所致，身體上火過重又會反過來灼傷津液，導致陰虛更甚。如果盜汗只是偶爾的，因大病初癒後體虛或惡夢盜汗，採取適當的食療方法即可改善，也可服用當歸六黃湯來進行調治，此方能有效治療陰虛火旺導致的盜汗，臨床應用治療更年期盜汗的效果也非常好。

陰虛多為久病所致，有些症狀可以反覆發作，故患者還應該進行心理治療。

要做到情志舒暢、豁達，不要抑鬱憂傷或情緒波動太大，對待病情不要過度緊張，要對生活充滿信心，特別要注意喜、怒、憂、思等精神刺激。

心好，身體才好

　　情緒反應是人的本能，人的所有行為都要依靠情緒來驅動，情緒要靠自己來控制。由此可見，健康最大的敵人不是別人，而是自己，是各種慾望、不正常感情、雜念，是人性中的貪、嗔、痴，想要擁有健康，先要摒棄這些不良心態。

　　現代醫學上有個名詞「心身性疾病」，指的是心理因素導致的身體健康失調，占臨床常見病的 80%～90%。廣泛的身心疾病指的是心理因素在發病、發展過程中起著重要作用的軀體器質性疾病與軀體功能性障礙。

　　我們都知道，健康的孩子很少愛哭，因為他們的身體並沒有不適，不需要用負面情緒進行宣泄。可見，任何人表現的心情都是身體狀態的直接反映，心情舒暢，身體才會健康；反之，心情不佳，身體就會出現不適。

　　人的大腦可以產生多種神經肽，這些內分泌物質不僅能在兩個大腦半球間傳遞訊息，而且可以將大腦訊息傳遞至全身，進而影響全身的內分泌與其他器官，讓整個身體來完成大腦發出的指令。

　　所以，心理會影響到人的生理，心情會影響身體健康。中國有句俗話叫「病由心生」，由此可見，身心間是相互作用、相互影響的。

　　曾經有人做過這樣的實驗：不斷用夾子夾實驗用的大白鼠的腳，讓它變得緊張、憤怒、疼痛，破壞它的情緒。通常情況下，反覆刺激幾個月後，大白鼠的胃就會發

生潰瘍，這是心情受到嚴重打擊的結果。

人生病之所以和心情有關，是因為大腦皮質功能動用得越多，心思就會越重，對身體的影響也會越大，大腦功能處於最高層次，而身體功能處於最低層次。

一般而言，心思多、思想複雜的人更容易受到外界情緒影響，對身體產生的影響也會比較大。有些事放在別人身上可能不算什麼，可是放在他身上就好像成了心病，因為他們的高層次功能對下層的抑制太重，所以他們比心寬者更易患病。

很多人都有這樣的體會，人在嫉妒、憤怒、過度思慮時會缺乏食慾，特別是在憤怒的時候，血壓會上升，因為主管情緒的高層神經會抑制主管胃腸和血管的低層神經，胃腸肌肉不蠕動，胃口會變差，血管收縮，血壓上升，這就是身體的應激反應（stress 緊迫症）。

各種疾病都會在應激反應的基礎上發生或加重。「應激」是身體對突然發生的刺激做出的反應，這個刺激一開始影響的是人的情感，也就是人體的高層次功能，之後高層次功能會抑制低層次功能。這在疾病發展的過程中起著至關重要的作用。

人產生負面情緒時，免疫系統會受到不同程度的抑制，免疫功能因此下降，各類疾病乘虛而入。這就是很多身患絕症卻在不知情的情況下未經治療者甚至比患同樣疾病接受治療者活的時間長的原因。

擁有高級的大腦功能是人類的強項，然而正是這些高級之處干擾了人的低層次功能，所以就會上火。中醫養

生理念的核心就是養心，「心靜自然涼」。心靜時，身體沒有多餘的火，在這種健康狀態下可以充分發揮低層次功能，胃腸正常蠕動，血管舒張得當，免疫系統開啟，人就會處在不上火的健康狀態下。

出家人吃素，衣著簡樸，每日參禪打坐，掃地拂塵，卻比普通人更長壽，這和他們的心態有很大關係。《黃帝內經》中有云：「智者樂，仁者壽。」

唐代孫思邈說過：「德行不克，縱服玉液金丹亦未能延壽。」

孫思邈還說：「道德日全，不祈善而有福，不求壽而自延。」可見，好心態對健康的重要性。

心靜，氣血更調和

《素問‧生氣通天論》上有云：「大怒則形氣絕，而血菀於上，使人薄厥。」民間也有「百病始於心」之說。可見保持心態的寧靜、平和至關重要。只有心態平衡，氣血才可調和，臟腑之氣血運行才得順暢，健康長壽才能有保障。

既然疾病的發生與人的心態有關，而「靜」有利於控制疾病的發生、發展，那麼，我們不妨讓自己「靜」下來。任何一種因應激反應而發生的疾病，都會因應激反應而加重，鬆弛反應為減輕應激反應的有效措施，應激反應就是上火，而鬆弛反應指的是入靜。

心情能產生以下功效：

◉ 心靜可以減少體內的能耗

有研究表明，人在睡覺時，大腦的網狀結構上行激動系統處在抑制狀態，大腦會被動進入到抑制過程中。入靜的時候，大腦網狀上行激動系統仍然發揮作用，與睡眠狀態不同，它會主動進入到抑制過程中，這種主動功能即為調節、恢復、改善大腦功能，可以降低大腦高級神經中樞的耗能量，提升其整合功能，改善不和諧狀態，這個時候人就會覺得安靜。

進入到安靜狀態後，交感神經會處於抑制狀態，副交感神經處於興奮狀態。交感神經興奮會導致腹腔內臟和皮膚末梢血管收縮、心搏加強加速、新陳代謝變得亢進、瞳孔散大、肌肉的工作能力也會有所提升，供應人體處於緊張狀態時的生理需求，讓人處在興奮狀態。

副交感神經的作用與其相反，副交感神經興奮時，可以保持身體在安靜狀態下的生理平衡，促進肝糖原的生成，進而儲蓄能源，讓心跳慢下來，使血液流速降低，支氣管縮小，節省消耗。進入到安靜狀態時，副交感神經功能占主導地位，人體處在低耗狀態下。

◉ 心靜有助於降壓

人在進入安靜狀態時，升血壓的交感神經功能受到抑制，降血壓的副交感神經功能得到提升，血管因此而舒張，血壓也就會跟著降下來。

患上高血壓之後，除了要按照醫生的囑咐服用藥物

外，更要避免情緒激動。古語有云，「怒傷肝、喜傷心、思傷脾、憂傷肺、恐傷腎」「暴怒傷陰，暴喜傷陽」。如果情志條暢，氣機疏達，氣血調和，陰陽平衡，血壓也就回歸正常了。

◉ 心靜能舒緩胃腸功能

情感因素對食慾、消化、吸收都會產生很大的影響，所以，想要保養好脾胃，首先要保持良好的情緒。很多人都有這樣的體會，生氣的時候會覺得胃內發脹，這是怎麼回事呢？

有研究表明，不良情緒會誘發食慾下降、腹部脹滿、噯氣、消化不良等。更有甚者會發生胃黏膜脫重，多數胃黏膜脫垂後還可以復位，患者多會表現出腹脹、噯氣、上腹隱痛、胃燒灼等症。

嚴重的胃黏膜脫垂甚至會出現「嵌頓」，即脫垂至小腸內的黏膜被卡住，從而發生梗阻。因為此病是慢性病，所以，治療時難以在短時間內看出療效，也沒有什麼特效藥，但是，如果連續練一段時間入靜，則有助於疾病的痊癒。

主管情緒的是大腦皮質，進入安靜的狀態後，大腦皮質即可處在抑制狀態，被大腦皮質擾亂的交感和副交感神經擺脫大腦皮質的管制後能充分發揮出自身功能，包括調節內臟、胃黏膜的能力，有利於久治不癒的胃黏膜脫垂的自癒。

氣血紊亂，多與心態有關

很多疾病的發生都和心態有關，如果一個人長期不能做到心平氣和，很容易導致氣血瘀滯，而瘀血是氣血紊亂的重要誘因。心腦為一體，腦不好會反作用於心，進而影響人的神智和人體氣血之運行。如果心不好，氣血循環就會受阻，頭腦也會變得不清醒。

心為藏神的臟器，腦是元神之府，腎主骨生髓，脊髓上聚在顱腔而形成腦。神不足者多存在精神不振，頭暈健忘，低聲懶言，動作遲緩，怠惰乏力，舌淡脈弱等症。精氣神是生命之根本，因此不能輕視。

想要頭腦清晰，精氣神俱佳，則要靠養心。心功能正常，則頭腦清晰，思維敏捷，精力充沛。如果心功能低下或異常，則很容易出現一些精神方面的症狀，如健忘、失眠多夢、神志不清、情緒不穩等，老年痴呆、腦溢血、腫瘤等疾病均與心有關。如果能調節好心，做到心血充足，神志清明，身體即可遠離疾病。

大量事實證明，情緒和健康有著密切關係，心情不好，睡眠品質就會受到影響，人體各部分功能的運轉也會受影響，精、氣、神不足，大腦就會變得不靈活。

頭為諸陽之會，所有陽經都會匯聚於頭上，按摩頭部即相當於按摩了所有陽經。在此給大家一個養心補腦的簡單方法——

用手梳頭：

五指分開，用手指由額頭向後腦勺梳，手稍用力揉

後頸，讓新鮮氣血能流向頭部。如果梳的過程中遇到小疙瘩則表示經絡不通，可以在此處停留，多按幾次。等小疙瘩消失時，腦部經絡即可恢復通暢。每天用手指梳頭10～15分鐘即可。堅持按摩，大腦會變得更為靈活。

心火旺，容易心神不安

　　心主神明的生理功能正常，則神志清明、思維敏捷、精力充沛；一旦心主神明之功失調，就會出現失眠、多夢、神志不凝，或反應遲鈍、健忘、精神不振甚至昏迷等。

　　如果你仔細觀察就不難發現，自己緊張時會變得心神不寧，其實出現這些情況主要是內心所藏之神不足所致。生病時，一定要先安神，心火過大時會心神不安，人會喪失意識，甚至會昏迷。

　　有心火時，需要腎水的滋潤才可以保持水火平衡，否則就會發生一系列的「心火上炎」症狀，甚至心火亢盛、心神妄動。這時可以服用牛黃上清丸來應對。

　　其中的牛黃有清心開竅、祛痰、定驚、清熱解毒等功效，經常用來治療由於高熱、毒火攻心導致的神昏譫語、抽搐、煩躁、驚風、瘡疔腫痛等症，配合其他芳香藥作為痰迷心竅的開竅劑；麝香、水牛角、羚羊角等有鎮肝熄風、清熱散毒、開竅醒腦、豁痰等功效，能治療高熱和心腦疾患導致的驚厥、抽搐、神昏、痙攣、昏厥、半身不遂、肢體麻木、胸痺絞痛等症；硃砂有鎮靜安神之功，能

治療驚厥、抽搐等痰迷心竅導致的諸症；黃芩、梔子有清利上焦火盛之功；川芎有理氣通經之功；麥冬能養陰生津；杏仁、桔梗有化痰止咳之功；人參、乾薑、肉桂、甘草能回陽救逆。

對於心火旺的人，最好在清心安神的同時注意養護其他臟腑，因為人的精神意識、思維活動除了心主導之外，也要有五臟的參與，想要心安，必須兼養五臟，這樣才可以從根本上解決心火的問題。

修身養性，外邪不近身

外邪襲身，對人體的危害非常大，會增加人體患病的風險。只有當人體正氣充足之時，邪氣才無法入侵傷及身心。想要做到這一點，最簡單有效的方法就是修身養性。

想要修身養性，首先要做的就是平穩情緒、平衡心態，不管什麼事都不能太放在心上，懂得適應周圍的環境、控制自己的情緒，把不切實際的幻想拋之腦後。如此才可擁有平和的心態，擁有健康的身體。

不要總是以自我為中心，想要讓周圍的環境適應你，而是要懂得控制自己的情緒，去試著適應周圍的環境。

如果是因為有事糾結於心而鬱鬱寡歡，覺得人生之中毫無樂趣，則更要懂得調節自己的心境，把糾結在心裡的事情拋開，要懂得感受身邊的美好，養護自己的心神。

多聽能舒緩心神的音樂，可以讓自己處在愉悅的環境之中；積極參加公益活動，讓自己的心胸變得更加開闊，生活更加充實。

我們每個人都應該切合實際，少一些推測和胡亂猜想，防止內心世界凌亂不堪，阻礙身心健康，應當懂得尊重客觀事實，讓心理保持平衡自然的狀態。

不要因為小事而與人發生衝突，盡量和周圍的人和睦相處。懂得與人開心友好地相處，才能讓自己更加開心，心態平和、簡單，身心不糾結，氣血才平和，人體也可免受外邪侵害。

無論自己遇到什麼樣的事，都要有拿得起、放得下的氣魄，當然，這種心態並非一朝一夕就能擁有，這是一種修行，需要長時間歷練才行。

要懂得放下慾望、面子等，用心去體會生命內在、真實的東西，這樣才能避免讓自己活得那麼累；懂得放下貪慾，才能獲得心安，感受到自然界之中的美好。還要懂得放下內心的浮躁，用正確的心態看待得失和榮辱，做到寵辱不驚，笑看一切。

每天盡量讓自己過得開心，畢竟「憂愁是一天，開心也是一天」，將精神集中在今天，不要總是回憶過去，也不要總是念叨未來，做好今天的事情，活在當下。制訂運動計劃，抽出時間去運動、娛樂，確保睡眠充足。養好身心，心態平和，心氣不虛，外邪則無法侵害身體。

第 二 章

心與臟腑、經絡之間的關係

上火傷肝又傷心

心主血，肝藏血，所以心和肝之間的關係非常密切。血液生化於脾，貯藏在肝臟內，經心臟運行至全身。心行血功能正常，肝才能有所藏。若肝不藏血，則心無所主，血液之運行就會失常，所以「心肝血虛」就會同時出現。

很多人都出現過心悸乏力的現象，在沒運動、也沒受到刺激的時候內心悸動不安，甚至能感受到自己的心跳，平時渾身乏力，做什麼都懶洋洋的，提不起精神。當然，像這樣平常的症狀很難讓人放在心上。

其實，如果只是短時間的勞累或情緒激動才會有這樣的症狀則不用在意，可是如果長時間出現此類症狀，則表示心臟的狀況較差，不及時治療任其發展會誘發心肌梗塞、冠心病等較嚴重的心臟病變。

前面我們說過，心悸主要是身體血脈運行出現障礙和情志思維異常所致。飲食不規律、過勞、七情過度等都會誘發此病。

此病病變部位雖然在心，但病根卻不一定在心，可

能為其他臟腑功能失調，最可能的就是肝臟出了問題，如肝失疏泄、脾失運化、腎精虧損、脾氣虛弱等，均會誘發心氣不足、心血虧虛、六神無主，進而出現心悸乏力。以肝失疏泄、肝膽氣虛最為多見。

五行之中，肝屬木，心屬火，木能生火，如果心出現問題，如心悸乏力、心慌氣短等症狀，可透過保肝養肝、調理肝臟，讓肝木變得更旺盛，心火即可燃燒得更旺盛，心之虛證也就消失了。還有一個原因，肝主疏泄，藏血藏魂，和氣血運行、貯藏、調節血量、七情有關。肝之功能正常，七情疏泄有度，藏血有常，則氣血充足，七情安適，也就不會出現心血瘀阻，心之氣血運行正常，心悸乏力的症狀也就消失了。

從病理上說，心肝兩臟多相互影響，若心血不足，常會導致肝血不足；反之，缺乏肝血，也會導致心血不足，二者常互為因果。

面色無華、心悸、頭昏、目眩、爪甲不榮、經少色淡等均為心肝血虛證；心神不安會導致肝失疏泄，或由於情志所傷而出現心神不安，表現出心煩、心悸、失眠、急躁易怒、抑鬱不樂、脅肋疼痛等病症。

精神情志方面，心主神志，肝主疏泄，都和精神、情志活動密切相關。《類經・藏象類》上有記載：「神藏於心，故心靜則神清；魂隨乎神，故神昏則魂蕩。此則神魂之義，可想像而悟矣。」

心神正常，利於肝之疏泄；肝之疏泄功能正常，調節精神情志活動，利於心主神志。心肝兩臟健康，即可維

持正常的精神情志活動。

通常而言，肝失疏泄、肝膽氣虛導致的心臟病變除了心悸乏力外，多會伴隨著心前區悶痛，基本上均表現出一側胸前區憋悶疼痛，同時伴隨著氣短、心煩、嘆氣等，此時的不適症狀雖然表現在心，但病根卻是在肝，因而要由補肝養肝來治療。

硃砂安神丸和溫膽湯能治療肝失疏泄、肝膽氣虛之症，出現上述症狀者應當在醫生的囑咐下酌情服藥。

如果是由於肝膽氣虛和肝失疏泄而出現心悸乏力、胸區一側憋悶、懶言少語、失眠多夢等症狀，可施行推腳背的方式改善症狀。重點按摩腳背側第 1、2 側蹠骨連接部位的太衝穴與行間穴。經常按摩太衝穴能增強肝經氣血運行、疏肝理氣。行間穴是肝經之榮穴，在五形之中屬火，由太衝穴推至行間穴，相當於源源不斷地將肝氣供給至心內，即可改善心虛證。

每天晚上用熱水泡過腳後，即可由太衝穴推揉到行間穴，單方向重複，每側持續 3 分鐘，要推至產生酸脹甚至脹痛感才行。

心血瘀，肝氣則不暢

肝臟是人體最大的排毒器官，而且是唯一沒有痛感的器官，它每天兢兢業業地代謝人體的毒素，自我修復能力非常強，是人體唯一一個能再生的器官。西醫眼中的肝臟是個代謝系統、解毒器官，也是最易受污染的器官。

　　人們常說「心肝」這個詞，那麼心和肝之間到底有什麼關係呢？心主神明，又是君主，它發號施令，首先依賴脾胃，脾胃健旺、化源充足，才可以資助心氣心血，上通至腦；脾胃好，化生出氣血，才可以滋養肝血、肝陰，肝主魂，魂才有舍，否則就叫失魂。肝陰被滋養，才可以制約肝氣，避免肝陽亢奮上擾神明。心和肝相互配合，心血充盈，血行正常，則肝血充足，疏泄有度。心血瘀阻或虛乏會累及肝，誘發心肝血瘀，表現出面色無華、心悸、頭昏、目眩、經量少且色淡或有血塊等。

　　情志方面，心藏神，肝主疏泄，心血充盈，利於肝氣疏泄，調暢情志，肝氣疏泄有度，則心神暢快，利於心神內守。心神不安易肝氣鬱結、肝火旺，也會導致心火亢盛，易出現精神恍惚、情緒抑鬱、心煩失眠、急躁易怒、心悸、脅肋疼痛等。

　　肝主生升之氣，主謀慮，主藏血，主筋膜，主疏泄，而且能解毒，原本全身之血均歸肝管。但是，肝氣要向上去，血藏不住，被上行之肝氣帶走，導致肝血不足，只剩下煩躁，會經常發脾氣。

　　《類經·藏象類》上有記載：「神藏於心，故心靜則神清；魂隨乎神，故神昏則魂蕩。此則神魂之義，可想像而悟矣。」心神正常利於肝主疏泄；肝之疏泄功能正常，調節精神情志活動，利於心主神志。心肝之間互相依存才能維持正常的精神情志活動。

　　通常來說，出現肝氣鬱結症狀多為情緒因素所致，女性月經不調、乳房腫塊均與情緒變化有關，所以，日常

生活中應及時控制情緒，避免煩躁、發怒、焦慮等負面情緒。月經期間要規律飲食，服用有助於緩解病情的藥物，適當吃些健康的綠色食物，控制好情緒變化。日常生活中應當保持精神愉快，肝之疏泄功能才得暢通，肝氣舒調，心才能變得平和。

病理上，血液與精神情志方面的病變，心肝之間也是有一定的聯繫和影響的。若心血不足，常會導致肝血不足；反之，肝血不足，也會導致心血不足。肝主疏泄功能失常，就會表現出面色無華、心悸、頭昏、目眩、爪甲不榮、經量少而色淡等心肝血虛證。心神不安，會導致肝失疏泄，或由於情志所傷而出現心神不安，表現出心煩、心悸、失眠、急躁易怒、抑鬱不樂、脅肋疼痛等病症。

心情影響脾胃狀態

中醫認為，消化功能和情緒有著密切關係。很多人發現，自己在抑鬱、情緒低落的時候食慾不佳；而在開心、舒適、放鬆的環境下會胃口大開。因而有「養脾胃就是養心情」的說法。

運化的過程中，脾除了和肝、腎、肺之間會相互制約、相互協調、相互影響，還需要心神的幫助。心陽，也就是「君火」，實際上就是無形之火，潛藏在體內，能夠溫養臟腑；肝、膽、腎、三焦均內寄相火，與君火一同維持後天生命活力，所以君火與相火在體內，一主先天一主後天，互不干涉，共同維持機體正常活動。如果心陽不

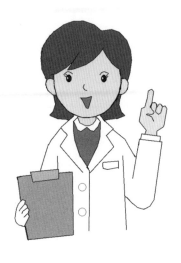

足，會對脾的運化產生影響。

精神失常、心血過度內耗，會導致心脾出現病理變化，服用歸脾湯能夠治療心悸、失眠、健胃等心神證候，還可治療食少、納呆、水腫等消化系脾胃的主證。

中醫上有「思傷脾」的說法，思是集中精力思考問題的表現，過思，就會傷及脾胃，導致食慾下降、腹脹腹瀉、頭腦脹痛、肌肉消瘦等。長期思慮過度會影響心神，造成神經系統功能紊亂，輕者會失眠、形體消瘦，重者會神經錯亂。三國時期的諸葛亮能掐會算，上知天文下知地理，事必躬親，積勞成疾，最終因胃潰瘍發展成胃出血而與世長辭。因此提醒白領人士，一定要學會放鬆自己，做到勞逸結合，千萬不能過思。

心事多了，脾胃變差

心生血，脾胃為氣血生化之源，脾氣旺盛，氣血生化才能有源，心主之血才得充盈，運行全身，進而營養全身各個臟腑、器官。血液運行在經脈之中，雖然有賴於心氣之推動，但是也必須有脾的統攝作用，才可以維持其正常運行。因此，心和脾之間的關係主要反映於血液之生成

和運行兩方面。

在病理方面，心脾兩臟也經常相互影響，若脾氣虛弱，運化失職，血則乏源，致心血虧虛。如果思慮過度，耗傷心血，就會影響脾之健運。上述兩種情況最終都會導致心脾兩虛的症候。

《黃帝內經・素問》上有記載：「思則心有所存，神有所歸，正氣留而不行，故氣結矣。」意思就是說，一個人若內心之中思考的事情太多，精神過度集中，體內的正氣就會停留於體內的某個部位而無法正常運轉，終致「氣結」。

生活在這個多重社會中，每天要面對、經歷的事情很多，很難做到「清心寡慾」。

其實，一個人有點心事或短時間內思慮較重是難免的，並不會對身體的生理活動產生什麼負面影響，不過如果長時間思慮過度，身體就會扛不住的，會影響體內氣機之正常運行。氣一停，血就會跟著瘀結，脾胃得不到良好的滋養，消化功能也會變弱。

其實，生活中很多人都遇到過這樣的問題，遇到心煩的事情或工作壓力大時就會茶不思飯不想，此時即使吃下飯也是很難消化的，易腹瀉，而且常常疲勞乏力。心為君主之官，五臟之主，全身血脈的總樞紐，若心不平靜，思慮過多，最典型的特徵就是脾之運化變差。

脾主運化，為氣血生化之源，吃下去的食物經脾運化，被人體消化、吸收之後才可以轉化成營養物質，經血液運輸至全身各處，以供給人們正常的生命活動。

「思傷脾」，也就是說，思慮過度，則易傷及心血，心血不足又會影響脾之運化，誘發少食、腹脹、身體乏力等心脾兩虛證。

心脾兩虛者平時可以多吃些菠菜和豬肝等富含維生素、微量元素的食物；也可以將紅豆和大棗同燉食用，可以補充體內的血紅蛋白、養氣補血；平時可以多用龍眼泡茶，有助於補氣養血，調理心脾兩虛。注意規律飲食，避免吃不易消化的食物和辛辣食物。

心血暢通，肺氣才暢通

心主行血；肺主氣，司呼吸。「諸血者，皆屬於心」「諸氣者，皆屬於肺」，心與肺之間其實是氣與血相互依存、相互作用的關係。心主血與肺主氣相互關聯，《醫學實在易・卷上》有云：「肺之下為心，為五臟六腑之君主。心有系絡，上系於肺，肺受清氣。」

肺主氣，能促進心行血。肺氣正常，為血液正常循行之必要條件，正常的血液循環為維持肺呼吸功能正常之基礎，因而有「呼出心與肺」的說法。聯結心之搏動與肺之呼吸二者之間的中心環節，主要是積在胸內的「宗氣」。宗氣有貫心脈而行氣血、定息道而司呼吸之生理功能，強調了血液循環和呼吸運動之間在生理上相互聯繫，病理上相互影響。

肺由呼吸，呼出濁氣，吸入清氣，完成體內外的氣體交換，肺吸氣的過程要依賴血液之運載才可以運送至全

身各處，濁氣也可以靠血液運輸到達於肺，排出體外。因此，只有心功能正常，血液流暢，人體的呼吸才得順暢、均勻，幫助體內外氣體正常交換。

當然，心主血的功能也要依靠肺才可以正常發揮，身體之氣由肺生，身體之氣充足，才可以帶動血液循環於身體各處。心臟不斷跳動帶來熱量，溫度非常高，其他臟腑無法承受這個熱度，尤其是我們的大腦，而肺卻能冷卻心之熱，以維持生命之正常運轉。

因此，心肺之間在生理上聯繫緊密，發病時經常會相互影響。氣行則血行，血至氣也至。如果缺乏氣血之推動，則瘀滯不行；氣缺乏血之運載，就會渙散不順。所以，肺功能失調，心血運行就會失常；反之，心功能失調，也會影響肺之宣發、肅降，進而表現出心肺虧虛，身體氣機不暢。

肺直接和外界接觸，因此，肺部很容易受到外寒侵襲，天地寒氣會直接由肺部干擾身體。

從中醫的角度上說，寒則凝，寒氣會讓氣血流通不暢，如果寒氣經常擾肺，人就會易感冒，還可能經常患呼吸系統疾病。

其實，很多從不感冒的人體內也是有寒的，只不過是暫時未發病。若自己面色蒼白，喜熱飲，舌淡苔白，小便發白，痛經，手腳冰冷，手指甲沒半月痕等，均說明身體中有寒，應當及時調理。無論春夏秋冬都應當盡量避免吃涼的和冰鎮的食物，因為身體之火會在寒涼食物的刺激下逐漸熄滅。

腎虛可能會誘發心絞痛

腎臟和心血管系統在 40 歲後會隨著年齡的增長而功能遞減，到 60 歲左右減退的速度會更為顯著。這種生理性老化趨勢主要體現在：腎臟血漿流量與腎小球濾過率下降、腎皮質外帶萎縮、腎內血流重新分佈、正常功能的腎小球進行性減少等。

慢性腎臟病為心血管疾病的高危因素，反之，心臟疾病也會影響腎病之發生、發展，很多腎病患者在病情尚未發展為腎衰竭前已經死於心臟病。

從中醫的角度上說，「心為君主之官」「腎為先天之本」，人體精氣藏於腎中，一旦腎虛，腎中精氣缺乏，心之精氣就會不足，無法很好地完成自己的工作，進而表現出心臟不適，如心絞痛。《黃帝內經》中有云：「腎病者……虛則胸中痛。」意思就是說，胸痺心痛和腎虛有著密切關係。

腎虛之所以會導致心絞痛，主要是因為腎為先天之本，內藏真陰和元陽，陽虛陰寒都是上逆阻塞心脈導致的胸痛。腎陰虧虛，心失去濡潤，即為不榮則痛；腎陽不足，腎氣匱乏，導致血行不暢，氣滯血瘀，即我們所說的不通則痛；腎水不足時，就會出現心火上炎，易發生胸痺疼痛。針對此類心痛都是標本兼治，以化血瘀為標，以補腎強腎為本。

臨床上，發生此類疾病者多 40 歲出頭，因為人過 40 歲後易腎氣虧虛，陰陽失調，患者會表現出胸悶胸痛，同

時伴隨著氣短乏力、腰膝痠軟、面色無華、畏寒怕冷等症狀。

現代人的生活沒有規律，人們有時候因為工作、娛樂、減肥等餓個兩三頓，有時候因為應酬、聚會而飲食無度。要知道，不注意保養，對先天之本——腎的危害會非常嚴重，尤其是年齡比較大的人，一定要規律自己的飲食起居。

心氣盛，腸胃好

心是神明所在，主管思想活動，人們在形容一個人突然變聰明時會說「開竅了」。心臟是人體最重要的器官，沒有心臟就沒有生命可言。正因為心臟陽氣充足，心臟才可以一直跳動，若心臟跳動無力，則說明人體之陽氣變虛了。

心臟之熱會經經絡血管下移至小腸，小腸足夠熱，即可溫煦周圍的內臟，包括小腹子宮，有的人小腹摸起來是冷的而不是熱的，此即為小腸熱氣不足。很可能為心陽不足，導致下移熱不足所致。小腹冷者易腹脹，腸子常常有「咕咕」聲，女孩甚至會痛經。

小腸位於腹部中央，上連接胃，下連接大腸。有兩種生理功能：

一是承接由胃傳來的食物，經過進一步消化、吸收裡面的精華，之後輸送至全身各處，進而供給臟腑功能活動之需要；

　　二是能泌別清濁，即將飲食中的精華部分輸送全身，糟粕部分轉化成大便。即《素問・經脈別論》所謂「濁氣歸心，淫精於脈」。一旦此功能失調，就會出現腹瀉、便秘等大便失常等症狀。

　　一般來說，小腸和心之間相互協調，心之氣通於小腸，小腸之氣也通於心，心與小腸相互為用。如果心出了問題，小腸就會在第一時間有所反應。如心火過旺，通常會有心煩口渴、口舌生瘡現象，這些均屬於小腸實熱，叫作「心移熱於腸」。一旦小腸發生實熱，就會順經上於心，表現出心煩意亂、舌尖赤痛等心火上炎症狀。

　　現代研究表明，腸胃系統和大腦的關係非常密切，腦內的很多神經遞質都可以在小腸中找到，所以研究者認為，腸屬於人體的第二個大腦。

　　心與小腸在五行中均屬火，主生熱。身體寒涼除了與心有關，和小腸也有關係。瞭解到這兩個臟腑之間的關係，最主要就是找出讓身體熱起來的方法。身體熱起來之後，心動力足，腸道健康也就有了保障，身體的消化、吸收功能和排便自然會恢復正常。

　　如今，很多人的身體熱度不足，尤其是到了冬季常常手腳冰涼，其實這都是心臟熱力不足所致，這些人的手上除了大拇指外，其餘四指都沒有半月痕。此類人群想要改善上述狀況，最好的方法就是堅持每天用熱水泡腳，水溫要保持在 40 攝氏度左右，但是不能低於 37 攝氏度，水量要能高過腳踝，時間保持在 30 分鐘即可。堅持一段時間，即可改善心和腸火力不足、手腳冰冷的狀況，而且還

能改善腹脹腹瀉、腸鳴臍痛、大便不利等症狀。

　　不過需要提醒大家的是，體質極度虛弱、低血壓、嚴重心血管病患者和孕婦均不適合泡腳。若泡腳之後感覺身體狀況變得更差了，則無須堅持。

　　還可施行推腹的方法來舒暢心臟，因為小腸募穴關元穴（臍下 3 寸處）和心臟募穴巨闕穴（位於上腹部，前正中線上，當臍中上 6 寸處）均位於腹部，可配合按摩勞宮穴（位於掌心第 2、3 掌骨之間偏於第 3 掌骨，握拳屈指時中指尖處）、內關穴（位於前臂掌側，當曲澤和大陵連線上，腕橫紋上 2 寸，掌長肌腱和橈側腕屈肌腱之間）、神門穴（位於腕部，腕掌側橫紋尺側端，尺側腕屈肌腱橈側凹陷處），突發心臟病時，重按內關穴可以緩解症狀。

　　在此提醒大家注意一點，有心痛、心悸者盡量避免做劇烈運動，不要認為運動是萬能的，因為上述患者在劇烈運動時很容易猝死。

心和小腸，互為表裡

　　小腸掌管營養的吸收，為腑，心和小腸互為表裡。小腸具有化物、主液功能，由於向上接胃，能夠接受胃初步消化的食物，可以加強消化。這個功能被中醫稱作：「小腸者，受盛之官，化物出焉。」

　　說小腸有「主液」之功就是說小腸能夠吸收食物裡面的水液，而後將精華物質輸送至人體各處，將廢物化成

小便後排出體外，整個過程被稱作「分清泌濁」，所以，小腸出現病理變化，就會大小便異常。《本草綱目》裡面有這樣的記載：「小腸本病，大便水穀利。」完穀不化之證，顯然與消化運轉關係密切。

心火不大，則小腸吸收營養的功能旺盛；心火過大，則無法抑制小腸，吃得再好也吸收不了。臟有毛病，腑一定會受影響；反之，腑有毛病，臟也不會好。在病理表現上，心火熾盛，移熱於小腸，燻蒸水液，就會出現尿少、尿熱赤、尿痛等小腸火熱之病症。反之，小腸有熱，也會循經上炎於心，出現心煩、欠眠、舌赤、口舌生瘡等病。

《醫宗金鑑》上有記載：「心與小腸互為表裡也。然所見口舌生瘡，小便赤黃，莖中作痛，熱淋下利等證，皆心移熱於小腸之證。」

《血證論》中明確指出：「心與小腸相為表裡，遺熱於小腸則小便赤澀，火不下交於腎則神浮夢遺。」

心經火熱熾盛，循經上炎，則口舌生瘡，心熱下移小腸，則泌別清濁功能失司，表現出小便赤澀熱痛。

宋代錢乙發明的導赤散，是導心經之熱從小便而出的有效方劑，被歷代醫家推崇。費伯雄的《醫醇賸義》也有「小腸火：心經之火，移於小腸，溲溺淋濁，或澀或痛，琥珀導赤湯主之」的記載。《聖濟總錄・心藏門》中記載：「治心經蘊熱，頭目壅赤，小便秘澀，加減火府丸方：生乾地黃、木通、黃連、黃芩、赤茯苓。」火府就是指小腸。可見，眾多醫家都認為心火下移小腸會致小便赤

濁、澀痛，治療時應導心經之熱從小便而出。

心情舒暢，經絡也順暢

經絡是經脈和絡脈的統稱，是人體運行氣血、聯絡臟腑、溝通內外、貫穿全身之通路，經絡暢通可以促進臟腑相通、陰陽交貫、內外相通，可以養臟腑、生氣血、布津液，進而確保生命活動的順利。

如今，很多人常常講「鬱悶」這個詞，經常憂愁的人，不僅易患抑鬱、神經衰弱等精神上的疾病，還會使心這個「君主之官」失去清明，之後阻塞人體經絡，出現經絡瘀塞、不通達的現象。

被抑鬱、悲傷、恐懼等負面情緒侵擾的人很容易氣滯。氣滯則血瘀，要知道，人體之氣主要經由經絡貫穿全身，一旦身體正常的氣血循環受阻，經絡就會發生堵塞，繼而發生氣血失調。

人體所患的很多疾病都和經絡堵塞有關，經絡失調反映在身體上就是五臟失調、陰陽失衡，最終的結果就是誘發疾病。

由此不難推斷，想要保持經絡暢通，首先要做的就是保持心情舒暢，心情舒暢了，身體之氣才能順暢，血液運行暢通，進而避免生病。

生活中，我們常常會遇到一些喜歡「鑽牛角尖」的人，他們的心事比較重，常常因為生活中無關緊要的事情不開心，等到事後才明白那件事根本不值得自己發那麼大

火或鬱鬱寡歡好幾天。心情不好的時候就要想辦法去發洩，找人傾訴、痛哭一場都是可以的。

那麼，如何來確定自己是否經絡不暢呢？將皮膚輕輕捏起，若身體經絡通暢，將皮膚捏起來的時候不會痛，如果捏不起來或者捏起來後很痛，則說明經絡不通。有痛感說明體內的氣血還比較充足，治療起來比較容易；若感覺到酸，則表示經絡不通，且氣血嚴重缺乏，需要補充元氣，隨時可能誘發嚴重的疾病。

每天晚上睡覺前，從面部起將皮膚輕輕上捏，捏幾下、提幾下，感覺到特別痛或捏不起來時，就在此處揉揉。雙手可以捏到的地方都捏一下。

上述操作非常簡單，全身捏完也就十幾分鐘，抽出閒暇時間按摩一下就可以了。

第 三 章

「火」——人體的能量之源

🏠 每個人體內都需要「火」

中醫用自然界的火來打比方，用其說明人的生命活動、病理現象。自然界的火可以產熱生暖，供人體所需，對人體健康有利，可是一旦火勢凶猛，就會誘發火災。用此火比喻人體之火，意在說明人體之火也是如此，少之有益，過則為患。

火是人體能量的來源，能夠為生命活動提供持久的動力，確保身體內各項功能的正常運行。如果沒有這團火，生命就會走下坡路，最後終止。

中醫稱這團火為「元氣」和「陽氣」等，《素問‧生氣通天論》中說：「陽氣者，若天與日，失其所，則折壽而不彰。陽氣者，精則養神，柔則養筋。」意思就是說，人體中的陽氣就像天上的太陽那樣重要，失去太陽，就會暗淡無光，人體失去陽氣，壽命也就快要到盡頭了。從這段話裡我們不難看出，古代中醫很早以前就認識到了陽氣對人體健康的重要性。

陽氣是人體物質代謝和生理功能的原動力，為人體生殖、生長、發育、衰老、死亡的決定性因素，人體正常

的生存需要陽氣來支持，即「得陽者生，失陽者亡」，陽氣不足，人就會生病，陽氣耗盡，人就會死亡。陽氣能溫養全身組織，維護臟腑功能。

陽氣不足，人體就會缺乏生機，不能保證生理功能陰陽平衡之正常需要，很容易誘發各種疾病，此時就要為身體「加火」。如果平時覺得口味寡淡，食慾下降，而且經常消化不良、便溏、畏寒、四肢發冷，則為陽氣不足，火力不旺，應當由適當的方法扶陽、生火，讓人體系統恢復到陰陽平衡的狀態。

但是有句古話叫「物極必反」。雖然生命之火對於人的生命健康非常重要，但前提是保持在一定的範圍內，否則就會變成中醫上提到的「壯火」。

火力過於旺盛，人體的正常生理功能就會被破壞，表現出胃火旺、心火旺、肝火旺等一系列病症；再比如人在發熱的時候會表現出紅、腫、熱、痛等症狀；經常有人大便乾燥、口臭、煩躁、失眠等，都是人體中的火太旺導致的。因此，我們在保護人體之火的同時更應當掌握好這個度，以免火過旺而危害身體健康。

很多人認為，上火並不是什麼大病，過不了多久火就會自行退去，其實這種想法是錯誤的。連續忍了一段時間你就會發現，「火」不僅沒有退，反而「越燒越旺」了，因上火而出現的疼痛、腫脹感會越來越嚴重。本來只是輕微的上火，到後來卻嚴重到不能自行出門的地步。由此可見，上火症狀是不容忽視的。

有的人在知道自己上火之後就開始喝涼茶，還慶幸

自己懂得一點醫學知識，認為涼茶是涼性的，能有效去火，到最後不僅火沒去成，反而傷了脾胃，導致脾胃功能失調，不是便秘就是腹瀉。久而久之，累及腎功能，還會出現水腫、腎陽虛等症狀。所以，去火也要採取正確的方式方法，而不是盲目去火。

沒有「火」，疾病很快纏上身

在我們周圍分佈著無數的細菌、病毒等，人體無時無刻不在接觸這些物質，但是人體本身有一定的抵抗力，所以才能讓我們置身於其中而不受其害。然而人體一旦少了「火」，疾病就會像魔鬼一樣纏著你不放。

火氣充足，機體各個組織、器官、系統即可正常運行，人體也會變得生機旺盛。當火氣不足時，機體就會慢慢變衰弱，無法維持恆溫，表現出肢冷、畏寒等，這時身體中氣血的運行速度就會變慢，個體的物質代謝、生理功能降低，預防、抵禦外邪入侵的能力降低，甚至誘發一系列的病理反應，如咳痰、瘀血、結石等，進而導致多種疾病。

心陽不足，人體中氣血的正常運行就會受阻，出現心悸、心律失常、心力衰竭等；脾氣不足，水穀精微的正常運化就會受影響，表現出食慾下降、消化不良、腹脹、腹瀉、便秘等消化系統疾病；肝氣不足，肝之藏血、疏泄功能就會出問題，人就變得容易疲倦、眩暈、萎靡不振，症狀嚴重者甚至會患上脂肪肝、肝硬化等；腎陽缺乏，人

體內的水液代謝和生殖功能就會受影響，表現出小便頻繁、夜尿增多、面色黯淡、手腳冰冷，男性會出現陽痿、早泄等症狀，女性會出現宮寒不孕等，甚至會誘發腎衰竭等；肺氣不足，肺的正常呼吸、宣發、水液代謝過程就會出問題，表現出氣短、氣喘、咳嗽等不適，甚至會導致慢性支氣管炎、支氣管擴張、肺氣腫、肺源性心臟病等。

此外，癌症和身體內火氣的缺乏有著很大的關係。氣血在身體中的順利運行要依靠「火」的推動，如果火氣推動作用不足，氣血就會瘀滯於脈內，無法為機體提供充足的養分。瘀滯在脈中的氣血不能作用在需要的部位，也不能排出體外，而是慢慢積累在阻塞部位，導致周圍組織發生惡變，形成腫瘤。

由上述介紹，我們不難看出火對於提升人體抵抗力、對抗疾病的重要性。想要緩解由火氣不足而產生的疾病，其根本還是「補充陽氣，驅除陰邪」，進而提升五臟六腑之運化功能，提升機體的自癒能力，等到火氣充足時，身體素質就能得到全面恢復，疾病就會逐漸好轉，直至痊癒。

╬ 「火」就是陽氣

在前面我們已經提到，火代表著人體之「陽」，但是很少有人知道火還代表著氣血裡面的「氣」。氣更近一步是陽，陽過了即為火。

氣在人體內有推動、溫煦、防禦、固攝之功。氣為

血之帥，火氣充足，才可以統攝、推動血液運行於全身，同時不斷化生出新的血液，讓生命過程生生不息。一旦人體中的火氣不足，就會表現出氣虛、氣陷、氣逆，甚至元氣虧虛等，就會無力統攝、推動血液運行，致使血液溢在脈外或者停滯不行，新血不能被化生，表現出血虛等症。

中醫認為，氣為血之母，血為氣的載體，同時為氣的功能活動提供水穀精微和營養，一旦血不足，氣就會失去化生的物質基礎，引起血虛，使身體陷入惡性循環中。

《血證論》中有云：「夫載氣者血也，而運血者氣也，人生之液全賴乎氣，血脫而氣不脫，雖危猶生，一線之氣不絕，則血可徐生，復還其故，血未傷氣先脫，雖安必死。」這句話的意思就是說，血為氣的載體，推動血的是氣，人的生命也完全依賴於氣，如果一個人只是失血但氣還在，雖然危險卻仍然能延長生命，因為有一絲氣不絕，就能慢慢地生血。如果一個人的血並未受損，但是卻沒有氣，雖然表面上是安全的，但最終肯定會死亡。

從中醫的角度上說，血需要依靠氣之推動才可以正常運行，因此無論一個人的血液質量有多高，只要沒有氣，血就會成為死血，無法被人體利用，人也因此而失去了生機。

由此可見，補血的時候也要補氣，只有氣血同補，才更有益於身體健康。補氣血應從以下兩方面著手：

一方面，要增加營養物質的攝入量，既要多吃些有補血之功的食物或藥物，也要吃些有補氣之功的食物或藥物，為機體氣血提供必須的營養物質；

另一方面，由於氣血的生化需要依靠脾之運化，並且補品大都黏膩，不易吸收。因此要注意補益脾胃之氣，提升脾胃之運化功能，以促進人體消化、吸收，進而生化氣血。所以血虛不適或血虛體質者，應當遵醫囑服用有健脾之功的黨參、山藥、薏苡仁、蓮子等。

陽氣太盛，火力容易失控

年輕小夥子的陽氣旺盛，但是也容易上火。特別是光顧著忙於工作，睡眠不好，經常加班熬夜的年輕人，情緒會變得非常暴躁，最後導致上火。如果要驅除這種因不良情緒導致的實火，應先做到心平氣和。

怎麼做到心平氣和呢？在工作忙碌的時候不妨聽聽舒緩的音樂，喝些清香的茶，不要將自己置身於完全的忙碌中，看不到萬事萬物的美好，一心只有利益。

忙碌過後不要急著躺在床上或者「鑽」進手機、電腦裡，因為這樣做很容易延續不良情緒，應當到外面散散步，呼吸呼吸新鮮空氣，對於調節心情大有幫助。現在有很多年輕人都被沉重的壓力壓得透不過氣，這類人應當多到戶外呼吸新鮮空氣，以緩解壓力，調節情緒。

國外有科學家研究發現，食物和運動都能調節情緒，下午 4：30 是節食者一天之中意志最薄弱的時刻，他們通常會在這個時間段控制不住自己，吃大量的零食，導致節食失敗。因為這個時間段是一天中能量最低的時間，此時情緒也最低。

研究還表明，食物和運動都有調節情緒的作用，習慣在下午吃零食的人在這個時候散步 5 分鐘能減少一半的零食攝入量，在最想吃零食的時候出去走走，不僅能調節情緒，還能有效降低對食物的依賴。

此外，在我們的身體上分佈著很多穴位，按摩這些穴位也能輔助調節我們的情緒。

◉ 按耳穴

耳朵是人體上的敏感部位，上面分佈著很多穴位。心情不好、愛生氣的人可以由按壓耳穴來調整情緒，具體穴位位置在內分泌（耳甲腔底部，屏間切跡內）和皮質下（對耳屏內側面），還包括肝區（耳窩外側正中）、胃區（位於耳輪腳消失處）。

按壓內分泌和皮質下的時候如果感覺到疼痛，說明按壓已經起到了調節情緒的作用，這時大腦接收到指令調節內分泌，以減少毒素產生，盡最大可能讓心情變得好起來。按摩肝區是因為怒傷肝，不利於毒素排出體外，此時需要疏肝，因此要按摩耳穴上的肝區。

按胃區是因為人的情緒不好時，胃會最先受到影響，進而導致胃口下降，不思飲食。

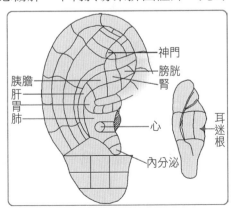

胃為先天之本，為水穀化生之源，一旦胃出了問題，就無法順利轉化水穀精微，身體就會失去水谷精微的滋養，人就會易生病。

◉ 按太衝穴

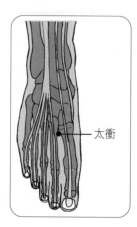

太衝穴（位於足背側，第 1、2 蹠骨結合部前的凹陷處）為肝經上的要穴，不僅能調節肝功能，讓肝更易疏泄毒素，還能平息肝火，讓人快速消氣。容易生氣的人不妨按按自己的太衝穴。

太衝

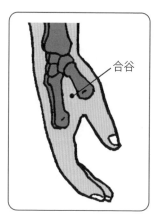

合谷

◉ 按合谷穴

合谷穴（手背，第 1、2 掌骨間，當第 2 掌骨橈側中點處）和太衝穴配合按摩，可以讓人變得平靜，堅持每天晚上睡覺以前按摩這兩個穴位，每次按摩 3～5 分鐘，按摩 10 天左右，你就會覺得自己的胸口堵塞感減少了，心情變得舒暢了。

🏳 「火」力弱，為何也容易上火

隨著年齡的增長，人體中的陽氣會逐漸衰弱。很多

老年人都有這樣的體會，四五十歲之後起夜的次數就開始增多，而且每次的尿量都比較多。出現這種現象，主要是由於腎陽不壯，元陽不足，火力弱，沒有足夠的熱量蒸發水分，導致水只能以尿液的形式排出體外。中醫稱這種現象為「小便清長」。

「小便清長」指的是尿液的質地清稀，量大，這都是陽虛者的特點。老年人隨著年齡的增長火力變弱，所以也就不算毛病，可是如果在 40 歲以前就出現了這種情況，那就要提高警惕，應及時診治，否則問題很可能會越來越嚴重，稍微動一動就出汗，比別人穿得多卻還是冷，性功能也會出現問題。

年輕人排大便的速度通常都很快，因為火力比較壯，而上了年紀之後，中氣不足，清氣就不能向上升，濁氣就不能向下降，排便就會不暢。此時可以服用一些補中益氣丸，將火力補足。但是要注意，不能服去火藥，否則中氣會越來越虛，導致排便更加困難，甚至出現便秘。

其實不管是上了年紀的人還是年輕人，感受到自己的火力變弱時，應當及時調整自己的生活方式、生活習慣，可以從以下幾方面來護火氣、保養身體。

◉ 由自然之陽氣補充體內之火氣

經常到戶外曬太陽，呼吸新鮮空氣。曬太陽的最佳時間是清晨和冬季正午，在這個時間段可以到戶外走走，雙手的勞宮穴面對太陽，同時均勻、綿長地進行深呼吸，以充分吸收自然界中的陽氣。

冬季到戶外曬太陽的時候應當作好保暖，穿上禦寒的衣物，以更好地保護「火氣」。

還應當注意，運動過後不要立即脫掉衣物，防止外界寒氣入侵體內，加重身體發冷。還要注意不能穿得過緊過厚，也不要穿密不透氣的衣服，防止阻礙血液循環，導致身體不暖和。

◉ 由飲食特性輔助陽氣生發

平時可以吃些有助於保養陽氣的食物，如羊肉、牛肉、牛奶、韭菜、生薑、山藥、龍眼、荔枝等。還應當注意食物的搭配和食物的溫度，比如，吃螃蟹的時候配些生薑，即可用薑的溫熱中和螃蟹的寒涼，避免損傷人體之陽氣而危害身體健康。

盡量避免吃生冷食物，避免喝冰飲，防止身體受過強的冷刺激而損傷火氣。

◉ 規律作息有益於身體健康

盡量在晚上 11：00 以前睡覺，因為晚上 11：00 到凌晨 1：00 這段時間是子時，為人體陰陽交接的時間，此時人體的陰氣最為旺盛，陽氣最弱，若在這個時間還未入睡，身體中各個臟腑器官仍然處在積極運作的狀態，就會耗傷人體內的陽氣，並且難以彌補。

千萬不要以為前一天熬了夜，第二天多睡一會兒就能補過來，補覺對身體並無益處。因為火氣虛耗對身體造成的損害在慢慢積累，久而久之會誘發多種疾病。

◉ 適當運動能促進氣血運行

經常運動可以促進全身氣血之運行，讓身體逐漸變暖，利於身體中的氣更好地生發、運行，適宜的運動包括慢跑、散步、爬樓梯等。但是要注意，選擇的運動項目和運動量應當根據自身的承受能力而定，如果運動過量，超出身體負荷，就會耗傷陽氣，甚至會傷害到腎中的「元陽」，導致的後果很嚴重。

火氣不足的人不適合參加劇烈運動，也不宜長時間進行過重的體力勞動，否則會損傷陽氣，加重火力不足。每天抽出半小時左右的時間鍛鍊就可以了，至四肢和面部微微出汗，即可達到不錯的保健效果。

◉ 擁有好心態陽氣更充足

想要看護住自己身體中的陽氣，還應當注意順應陽氣生發之特性，從精神方面疏放陽氣。

保持樂觀開朗、放鬆的心態，多和人交流，讓心情變得更加舒暢，情緒能夠得到適當的宣泄，避免憤怒、抑鬱、煩躁等負面情緒損害身體健康，如此一來，身體中的陽氣也可以得到充分的釋放。

酷暑季節，易生心火

夏季天氣炎熱，氣溫升高，人們很容易在氣候的影響下變得煩躁，生出心火。夏天上火的時候會表現出以下

症狀：食慾下降、牙齦腫痛、口腔潰瘍、頭疼頭暈等，心火旺盛時舌尖會起口瘡，經常心煩、口渴，甚至小便發紅，出現急性泌尿系統感染。心和小腸互為表裡，泌尿系統感染即為心火下移小腸導致的。

夏季除了高溫，還有一個特點就是多雨，悶熱潮濕的環境下，濕邪很容易入侵體內，所以除了會出現上述症狀，還會表現出四肢睏倦、胸悶等濕邪症狀。濕邪是陰邪，侵犯體內，滯留於臟腑經絡之中，會阻塞氣機。由此我們不難看出，夏季做好保健工作，避免外邪入侵體內，即可有效避免心火的出現。

◉ 調整心情

到了夏季，首先要讓自己擁有好心情，盡量將房間佈置得乾淨整潔，點綴一些花花草草，讓房間的空氣更加清新，看上去更加自然愜意、充滿生機。

一個人在家裡的時候可以看看書、讀讀報、聽聽音樂，進而讓自己擺脫掉無聊的狀態。很多時候，人在忙碌

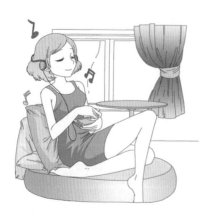

的狀態下就不會有心思去煩惱些什麼了，也就不會生心火了。如果在工作或生活中遇到不開心的事情，不妨出去散散步，和朋友一起逛逛街，做個短暫的旅行，如此一來，心情就會豁然開朗。

　　在重壓下出現憂鬱焦慮時，可以選擇游泳、瑜伽等
健身方式，以排解不良情緒。保持情緒的平和對身體健康
來說至關重要，這也是長壽的基礎。

◉ 順應自然

　　想要預防夏季上火，首先要注意順應自然規律，中
醫上不是有句話叫「順應自然好養生」嗎？《黃帝內經》
中提到：「春夏養陽，秋冬養陰。」夏季氣候炎熱，汗液
外泄，耗傷心氣，進而損傷人體之陽氣，所以養陽養心是
夏季養生之關鍵。

　　由此可見，順應大自然養生還是很重要的。

◉ 安定神志、清淡飲食

　　用心來安神定志能夠很好地支配陽氣和血脈的正常
運行，同時注意自己的飲食，如此即可有效預防心火。夏
季易出現心火的人可以適當吃些新鮮水果預防心火旺盛，
因為水果多為寒涼性質。

　　陽盛體質者夏季機體代謝旺盛，交感神經興奮，排
汗量大，常常面色通紅、口乾舌燥，容易煩躁或便秘，喜
歡吃涼食物。但是值得注意的是，雖然寒涼水果能降火，
但是不能過量食用，否則不利於身體健康。

🏸 午間小睡，調養精神去心火

　　午時，即 11：00－13：00，這段時間心經當令。古

典小說之中提到的行刑時間就是「午時三刻」，午時三刻將近正午 12：00，此時太陽高掛天空，為地面上陰影最短的時間，一天中的陽氣在這個時間最為旺盛。

午時為人體氣血陰陽交換的臨界點，以人體氣的變化來說，陽氣由半夜子時產生，午時最為旺盛，午時過後，陰氣逐漸變盛，子時的陰氣最為旺盛。因此，人體陰陽氣血的交換在子時和午時。

心經不暢，午時就會有所反應，患者會出現煎熬感，覺得胸悶、呼吸不暢，或耳鳴、聲啞，等到晚上常常難以入眠，而且多夢、盜汗、內心惶恐不安，總是覺得好像有什麼事情要發生。所以，此時一定要照顧好自己的心經，宜靜不宜動，將心火降下來。這就是為什麼午時要小憩一會兒，休息 30 分鐘就能讓心臟得到很好的照顧。

人在午時睡一會兒，對養心大有好處，能讓人從下午一直到晚上都精力充沛，特別是對於高血壓患者來說，午休對身體大有益處。當然，午休的時間也不能太長，最好不要超過 1 個小時。

《黃帝內經》之中提到，凡善於養生者，首先要「法於陰陽」，意思就是說，想要養生保健，首先要懂得並遵循自然界和人體陰陽轉換的客觀規律，不能逆天而行。《黃帝內經》之中還提到，「陽氣盡則臥，陰氣盡則寐」，午時陽氣最盛，陰氣衰弱，因此適合休息一會兒。能滋陰，讓身體自我調整，協調臟腑之間的關係，有助於體內元氣的恢復。

很多人都有過這樣的經歷，沒吃早飯或者早飯吃得

比較少，到了 11：00－13：00 的時候，就會由於氣血不足而頭暈。所以，不管工作多忙，都必須要吃早餐，而且要吃飽，這樣才可以避免「油盡燈枯」。

提醒大家注意一點，養護心經的重點就是減輕心臟負擔，防止心臟過度興奮。所以，喝茶、咖啡、酒等都要適可而止。肥胖、高血壓、水腫患者更要少攝入高糖、高鹽、油膩的食物等。

心屬火，很多失眠都和心火過旺有關，堅持每天中午小憩一會兒，能夠避免心火過旺。午睡的時候，心會處在沉靜的狀態，這是一種非常好的養神的方法。

第 四 章

「火」的常識──什麼是上火

上火是怎麼回事

經由前面章節的介紹我們不難看出，每個人的身體裡都有火，沒有火生命也就到了盡頭，這個火就是我們平時所說的「生命之火」。一般情況下，這個火在正常範圍內，一旦火超出正常範圍，就會形成邪火，即病理之火，也就是我們平時所說的「上火」。

上火可以分成五種，不同的「火」誘發的症狀也是不同的。

◉ 胃火

胃火通常為三個因素導致：肝火犯胃，也就是情緒不好誘發肝火，導致胃不和，這就是為什麼有的人一生氣就會胃痛；熱得過度誘發胃火，這種情況主要發生在夏季；吃了辛辣或濕熱之品，如羊肉、狗肉等，過多食用，身體內會生濕熱。

那要怎麼判斷自己是否有胃火呢？胃內實火會讓人產生口臭、口乾、牙齦腫痛、大便乾燥、尿黃等。一個人有胃火之後，會經常覺得很餓。胃脘痛為胃火上升而致的

症狀，不能用手按，否則會加重痛感。

◉ 肝火

出現肝火的主要的原因是情志。上了肝火之後，就會變得愛生氣，愛發脾氣，肝火可能是不良情緒所致，還可能是外感火熱之邪所致。肝火可以分為虛實兩種：通常情緒所致多是虛火，表現為頭暈耳鳴、舌紅少苔；實火會表現出面紅耳赤、口苦咽乾等。

瀉肝火之前，首先要分辨出自己出現的是虛火還是實火，如果是虛火，應先清肝；如果是實火，上火的時間較短，吃些苦瓜、蓮藕等清熱降火之品即可。

◉ 肺火

肺火又叫肺熱，一般是在淋雨或受風寒之後出現的。通常來說，體質越好、陽氣越盛的人感染風寒之後越容易患上肺炎。

人上了肺火之後最顯著的症狀就是咳嗽，並且咳嗽的聲音很大。實火患者咳嗽的時候還會氣喘，呼吸很粗，痰液黃而稠；虛火患者咳嗽時咳痰較少，痰液中可能帶血絲，同時伴隨著聲音嘶啞、盜汗等。所以，治療肺火的時候應當注意對症用藥。

◉ 腎火

腎火多為腎陰虛所致，因此沒有實火，只有虛火。腎火過盛，男性就會出現遺精，女性就會容易閉經。那要

如何判斷自己究竟有沒有腎火呢？通常情況下，腎虛火旺的時候會表現出眩暈耳鳴、失眠健忘、脫髮、咽乾口燥、腰部痠痛等症。

◉ 心火

心火主要為憂愁思慮、強烈的情緒刺激所致。天氣炎熱、過食辛辣均會導致心火上升，心火中的實火患者常面色發紅，常常身體發熱，而且伴隨著心煩、焦慮、口渴、舌苔發黃等症。

除了上述「五火」之外，人體還包括脾火和小腸火，而脾胃互為表裡，脾火多和胃火同時出現，小腸火比較少見，主要症狀為小便短、赤、澀、黃。

人體所生之熱不是虛熱就是實熱，實火者多為陽氣有餘、邪鬱化火或五志化火等所致。實火起病急，病情短，主要表現為：面赤，口渴喜冷，小便黃赤，大便秘結，甚至狂躁、舌紅、苔黃等。

虛火者主要為精虧血少，陽虛無法制陽，虛陽上亢所致。虛火起病緩慢，病情較長，臨床症狀包括：煩熱、失眠盜汗、口燥咽乾、耳鳴、舌紅、少苔等。

🏳 心火從哪裡來

心在五行中屬火。「火曰炎上」，是指火具有溫熱、上升的特性，所以，心陽有溫煦的功能，心火易於上炎。心火有外感、內生之分。

　　外感之火多是由於感受外界的火熱之邪所致，如外界的氣候炎熱、暑濕或燥熱，都容易侵犯人體，使人出現「上火」症狀。內生之火是人體氣血陰陽的功能失調所產生的病理狀態，多由於心陽亢盛、陰虛火旺、邪鬱火、五志化火所致。也有些是因為飲食不當，如嗜食肥膩厚味及菸酒辛辣之物，過服溫補藥物，久而生熱化火。

　　五志化火是由於喜、怒、憂、思、恐等情志活動失調，會導致體內產生火熱之邪。長期精神活動過度興奮或抑鬱（如長時間的緊張、鬱悶、憤怒、憂慮等），會使人體氣機紊亂，津血耗傷，出現「上火」症狀。

　　心火有實火、虛火之分。實火與虛火的成因雖不同，但在表現上往往虛實夾雜，難以分辨。實火為心中實熱亢盛所致，以心胸煩悶、口舌生瘡為主要表現；虛火為心陰虛所致，表現為虛弱之象，以低熱、盜汗、心煩、口乾為主要表現。

　　心火主要有以下幾種表現：

◉ 煩熱失眠

　　心火內熾，心神被擾，則出現煩熱易怒、面紅目赤、心悸失眠、夜寐不安、狂躁譫語等症狀。

◉ 口舌生瘡

　　心開竅於舌，舌為心之苗，心火亢盛，循經上炎，會導致舌尖紅絳或口舌生瘡、口腔潰瘍反覆發作、牙齦腫痛等。

◉ 尿黃便乾

尿量少，尿色黃，小便不利甚至澀痛，大便秘結乾燥。

◉ 津乾口渴

火耗津液會導致口乾口渴，喜冷飲，出現咽乾舌燥、咽紅腫痛等症狀。

◉ 血熱出血

心火熾盛，血熱妄行，會導致各種出血證，如咯血、鼻衄、便血、尿血、崩漏（非正常子宮出血）等。

◉ 瘡瘍腫痛

火毒壅滯脈絡，局部氣血不暢則見肌膚瘡瘍、紅腫熱痛等症狀。

◉ 低熱

虛火的表現，有低燒發熱、頭痛昏沉、神疲乏力等症狀。

◉ 盜汗

虛火的表現，「汗為心之液」，心陰虛往往有汗出過多、心慌的現象。

⊞ 上火的原因和食物密不可分

現代人出現上火症狀，和不良的飲食有著很大的關係。食物本身就有其特定的性質，如寒性、熱性，有些食物在經過炒、蒸、煎、炸等高溫烹製之後，其所含水分大量蒸發、散失，導致食物的屬性發生變化，食入之後發生上火。那麼都有哪些食物會導致上火呢？

◉ 油炸、肥甘厚味之品

歐洲人以奶類和肉類食品為主，所以歐美人比中國人穿的要少一些。因為他們從小就吃肉，火力比較壯，不怕冷。在中國有很大一部分人是吃不了冷飲的，因為吃過之後不是腹瀉就是感冒，但是在歐美，小孩子抱著一大桶奶油冰淇淋的場景比比皆是。國外無論什麼年齡段的人群，都喜歡吃油炸食品、奶油、比薩、各種派等高糖高油脂的食物。

近年來，西方的文化和食物逐漸被引入，很多人也愛上了國外的高糖高油脂的快餐，但是過度食入之後很難消化，容易影響正常的胃腸功能。未被消化掉的部分食物會堆積在身體之中，導致「積熱上火」。

◉ 辛辣之品

大蔥、辣椒、芥末、咖哩等均屬於辛辣燥熱之品，多吃會耗傷人體津液，導致陰虛生熱，容易助長虛火，所以要少吃。

◉ 熱性水果

荔枝、龍眼、榴槤等均為熱性水果，過量食用，熱量就會積聚在人體之中，出現上火，並且可能會導致消化不良、便秘、牙齦腫痛、面部痤瘡、食慾下降、口腔潰瘍、腹痛腹瀉等症。因此，經常上火者不宜吃熱性水果。

◉ 補益之品

補益之品多偏溫性或熱性，適合補養身體、緩解虛證。身體虛弱或先天不足者可以適當吃些補藥和補品，身體健康的人不用特別進補，否則補藥吃得太多會產生內熱，導致上火。

尤其是那些原本陰虛有熱者，吃太多的補藥、補品就相當於在增加「火力」，可能會導致流鼻血、牙齦出血、口乾舌燥、心煩失眠、腹脹便秘等不適。

◉ 冷飲

很多人都喜歡吃冷飲，尤其是在炎熱的夏季，豈不知吃太多的冷飲很容易導致身體冷熱失調，身體需要消耗大量的能量來調節，結果卻引起上火，進而引發一系列的不適症狀。

◉ 脫水食物

脫水食物就是指運用各種手段將食物裡面的水分去除的食物，如乾炸魚、乾薑等。

就拿薑來說，老薑比鮮薑更辣，火更大，更易導致

上火。乾薑在經過徹底曬乾、脫水之後，吃下去會將身體中的大量水分帶走，導致身體上火。

乾薑主要用於體寒導致的胃腸病、感冒等，但是對於正常人來說則不宜多食。

◉ 燒烤

一到夏季，很多人都喜歡吃燒烤，但是吃過燒烤之後卻會出現嗓子乾痛等上火症狀。

這是為什麼呢？燒烤食物中添加了大量的香辛料等易上火之品，而且燒烤食物本身性質偏燥熱，人吃過之後就會表現出「上火」症狀。

◉ 餅乾

餅乾比較乾，多吃容易上火。吃下餅乾之後，胃腸黏膜中的水分會被它吸收，導致上火。饅頭、麵包中的水分都比較少，但相對於餅乾來說含一定的水分，導致上火的程度相對來說輕一點。

◉ 酒類

多數酒類都會引起上火，特別是酒精含量在 30%以上的酒類。

酒性辛辣燥烈，會加速氣血之運行，還會損傷人體的精氣，過量飲酒會導致上火生痰，而且還會誘發一些濕熱類病症。因此，易上火者應當注意少喝或不喝酒。

╬ 不上火的吃法──不挑食

隨著川湘菜館在全國各地的普及，越來越多的人喜歡吃辣味食物，如麻辣燙、麻辣香鍋等。一吃起來大汗淋漓，胃口大開，怎一個「爽」字了得？可是吃完之後呢？不是胃不舒服，就是口角發炎，要嘛舌頭發紅──是因為上火了。

其實很多人在飲食上都是有所偏嗜的，有人喜歡吃酸的，有人喜歡吃甜的，有人喜歡吃苦的，有人喜歡吃鹹的，不過要屬喜歡吃辣的人最多。雖然有偏嗜，但也應當注意五味俱全的飲食生活，確保自己的日常飲食能促進身體健康，避免上火的發生。

現代人非常喜歡看養生和烹飪節目，由此不難看出，人們在講究吃飽的同時還比較重視吃好，吃得健康。民間流傳著這樣一句話──「飯要吃七八分飽」，因為吃七八分飽的時候，胃腸剛好能將營養物質吸收，同時轉化為身體所需的能量。可是如果吃下過多食物，胃腸只能吸收其中的部分營養，多餘的營養就會變成體內的垃圾，垃圾堆積得越多，人就越容易上火。

五味，即酸、甜、苦、辣、鹹。五味兼顧，為的是照顧我們的五臟六腑。五味與五臟一一對應，早在《黃帝內經》中就有記載：「酸入肝，苦入心，甘入脾，辛入肺，鹹入腎。」如果飲食中缺失或偏重某種味道，與之對應的臟腑就會受影響，就是說飲食上不能平衡五味的話，臟腑陰陽就會失調，人就會上火。

中醫認為，苦入心，有清熱解毒、瀉火通便、利尿和健脾等作用，不過苦味攝入過多會導致腹瀉、消化不良等症；

甘入脾，吃甜味食物有補養氣血、補充熱量、解除肌肉疲勞、調和脾胃等作用，然而過食甜膩不但會導致血糖上升，甚至會誘發心血管疾病；

酸入肝，有健脾開胃的作用，還能提升肝臟功能，提升人體對鈣、磷的吸收，然而過食酸味會導致胃腸道痙攣和消化功能紊亂；

辛入肺，能發散、行氣、活血，增加消化液的分泌，促進血液循環，然而過食辛味會刺激胃黏膜，易患便秘、消化道潰瘍等；

鹹入腎，對人體津液之輸布和排泄，維持人體中津液代謝平衡來說有著非常重要的作用，但過食辛味會加重心腎負擔。

五味為五臟陰精之物質基礎，因此選擇食物的時候一定要注意五味的均衡，也只有這樣才有益於人體的健康。一旦五味偏嗜，就會陰陽失調，誘發上火。

合理安排飲食能確保機體營養的充足和臟腑功能的正常，能提升體質。還要注意一點，體質健壯者不宜吃太多的厚味、辛辣之品；體質虛弱者可適當吃些禽類、蛋類、奶類來補充身體所需。

注重飲食平衡的同時，還應當注意根據季節的變化來安排飲食。季節不同，飲食也要跟著進行調整，否則吃下去的食物寒熱不能達到平衡就會上火。

經常上火的人除了要注意飲食的平衡，平時還要適當吃點「苦」。苦味食物能有效去火，比如苦瓜，可以生食，可以炒食，也可以榨汁。此外，杏仁、苦菜、芹菜、芥藍等都是不錯的降火食品。

上火常受季節影響

通常情況下，人體的陰陽處在平衡狀態，不過有的時候卻會由於主客觀的原因出現陰陽失衡。有些時候身體中的陽高於平均基本線，有些時候身體中的陰低於平均基本線。這種情況均為「陽多陰少」，陽氣過盛，身體中的五臟六腑就會有「火氣」。但是你知道嗎？上火和氣候是有一定關係的。

不同季節的上火原因：

春季氣候乾燥，容易引起肺熱，乾燥的氣候環境更易導致自身肺熱，出現咳嗽上火等症。

夏季天氣炎熱，人體易經排汗、呼吸散失水分，再加上天氣變化無常，導致人體的新陳代謝不能維持在平衡、穩定的狀態，進而上火。

秋季天氣漸漸轉涼，人的食慾開始提升，會不由自主地想要吃一些能解饞的食物，而此類食物大都肥甘味厚，熱量較高，容易導致上火。

冬季時天氣寒冷，人們通常會穿得很厚，每天窩在家裡看電視、吃東西，活動量大大減少，並且飲食上偏好溫補、辛辣之品，身體內很容易積熱，不易散發出去，最

終導致虛火上升。

為了防止上火，應當注意不同季節採取不同的應對方法。

春季時調整好自己的作息時間，避免熬夜，適當吃些敗火的食物，中午時注意午休一會兒。多到戶外呼吸新鮮空氣，踏踏青，保持良好的心情。

夏季時喝一些能降火的湯品，如綠豆湯、銀耳湯等。多吃新鮮果蔬，盡量避免吃辛辣之品，確保充足的睡眠。中午時可以沖個冷水澡，不僅能沖掉身上分泌的汗液，還能為身體降溫，降低上火的可能性。

秋季時注意規律生活，勞逸結合，不能太勞累，避免精神過度緊張。飲食上以防燥護陰、滋腎潤肺為主。平時多喝些涼開水、蜂蜜水、荸薺汁、蘿蔔汁等。適當吃些冬瓜、菠菜、銀耳等潤肺生津之品，忌食生冷之品，少吃蔥、薑、蒜、辣椒等刺激性食物。保持平和的心態，因為情緒過激也會產生心火灼燒津液，表現出口舌乾燥。

冬季寒冷乾燥，而室內的環境燥熱，容易讓人的氣管黏膜的淨化作用變差，導致鼻腔、咽喉等發乾，同時影響到人體新陳代謝的平衡、穩定。此時應當注意室內的溫度不能太高，濕度不能太低，可以在室內安放一台加濕器；多喝水，隨時為身體補充所需水分，可以喝薄荷、苦丁、菊花或金銀花茶，以冷卻身體裡的燥熱，促進體表循環。均衡攝入魚肉蛋奶、果蔬等，少吃辛辣、油炸、油膩之物。適當吃些清涼的水果，如梨、蘋果、甘蔗等。按時作息，確保睡眠的充足，將上火的可能性降到最低。

夏季最宜去心火

夏季是一年中最熱的季節，心屬火，火性向上蔓延，如同夏季熱氣蒸騰。心與夏氣相互通應，是與心為陽臟而主陽氣的特性相一致的。心的陽氣在夏季最為旺盛，反應最強。如果心臟有病，適逢夏季陽熱之氣旺盛，則能病情緩解，特別是心陽虛衰者，在夏季自覺症狀多有減輕。此時加強養心，對心臟病患者十分有益。

◉ 夏季容易心火盛

「心象火，旺於夏，失其令則心傷」。夏季氣溫高、暑氣重、熱毒盛，人最容易心火亢盛，導致出現心緒不寧、胸悶不適、睡臥不安、頭痛目赤、心煩易怒、口乾舌燥、口腔潰瘍、癰腫瘡毒、尿黃便乾等上火症狀，而夏季出汗過多又會加重人體津液耗傷，心陰虛者虛火更旺，而出現低熱、盜汗、心悸不眠等狀況。所以，夏季最重要的保健工作就是養心、清心火。

◉ 心靜火自滅

「心靜自然涼」，保持良好的心態，讓心情自然平和、安靜恬淡，是清心火的最佳途徑。想要達到心靜的狀態，可以從以下幾個方面入手。

靜坐：

靜坐可收斂心神，放鬆身心，促進睡眠，使內心感到平靜，煩躁鬱火逐漸消退。靜坐可隨時進行，時間可長

可短，睡眠不佳者睡前靜坐非常有益。

調整作息：

夏季最宜晚睡早起，白天不要太緊張忙碌，盡量輕鬆緩和，給身心減負。中午睡個午覺，既能避免午間炎熱、出汗過度，又能彌補晚間睡眠的不足。

控制情緒：

在工作生活中控制好情緒，盡量減少生氣、發怒、著急、緊張等情緒，也可預防和緩解心火旺盛，避免出現「悶熱—煩躁—更熱—更煩躁」的惡性循環。

去心火的食療原則

飲食調養也是去心火的有效方法。除了日常食物的調養外，適當添加一些中藥材，對去除心火可以起到事半功倍的作用。

藥食兩用品是最優選擇。既是食品又是藥材的藥食兩用品，有著食用安全、常服有效、口味容易接受、物美價廉的優點，是食療藥物的首選。如綠豆、百合、蓮子、西瓜皮、赤小豆、穿心蓮、小麥等。

（一）對證選藥是關鍵

心陰虛證的防治原則是滋陰養血，宜選擇百合、生地黃、麥冬、西洋參等藥材。

心火旺盛證的防治原則是清泄心火，宜選擇黃連、蓮子心、梔子、竹葉、西瓜皮、燈芯草等藥材。

心火內熾、血熱妄行而引起的咯血、流鼻血等出血者，可加用涼血、止血類的藥材，如生地黃、小薊、蓮花、丹參等。

心火上炎引起的頭痛目赤、癰腫瘡毒者，可加用清熱解毒類的藥材，如綠豆、赤小豆、金銀花、野菊花、穿心蓮等。

心神煩亂、神志恍惚者，可加用養心寧神的藥材，如百合、黃連、茯苓、小麥、酸棗仁、柏子仁等。

（二）選擇去火飲食的原則

在五味中，苦味與心相通應，也就是說，苦味入心，對清泄心火有很好的效果。所以，心火盛時，飲食中不妨多加些苦味的食物，如用苦瓜、苦菜、苦菊、穿心蓮、莜麥菜、茼蒿等入菜，也可以用苦味的蓮子心、苦丁茶、野菊花、蒲公英等材料泡茶飲，清心火功效顯著。不喜歡苦味者，可以由精心烹調來改善口感。

心火旺盛時，人體偏熱，從「熱者寒之」的原則出發，應由食用寒涼的食物來緩解人體的熱性。如甘蔗、西瓜、梨、荸薺、空心菜、芹菜等都是屬性寒涼的食物，是去心火的好選擇。同時，要少吃或不吃溫熱的食物，如羊肉、牛肉、荔枝、肉桂等。酒為大熱之品，所以，心火旺者最好少喝或不喝酒。

以清淡為主，忌辛辣油膩。飲食應以清淡為主，多吃新鮮的蔬菜、水果，以清熱、養陰、生津。烹調方法以涼拌、清蒸、燉煮、快炒為佳，少放調味料，忌煎炸、濃

油赤醬，少吃辛辣、肥甘油膩及刺激性的食物，少吃麻辣火鍋。

紅色食物有養心作用。從五色上看，紅色與心相通應，也是火與血的顏色。一般來講，多吃紅色食物，對補血、活血、改善心功能是有好處的，紅色食物如赤小豆、番茄、西瓜、胡蘿蔔、紅棗，均有一定的養心作用。

◉ 養陰補液可降火

心火旺必會耗傷陰液，及時養陰補液如同「以水剋火」，可以起到降火的作用。因此，在飲食中除了多飲白開水、湯水外，還應多吃些富含水分的食物，如西瓜、梨、甘蔗等新鮮多汁的食材，以及百合、銀耳等養陰食材。

◉ 茶飲是不錯的選擇

綠茶、紅茶、烏龍茶、普洱茶、苦丁茶等茶飲是天然的清熱、降火之品，再搭配一些中藥材，效果更加顯著，是夏日去心火的理想選擇。

去火食物速查

清熱泄火的食物	
苦瓜、百合、西瓜、穿心蓮、水芹、西芹、空心菜、薺菜、蕨菜、苦菜、苦菊、麥菜、茼蒿、菠菜	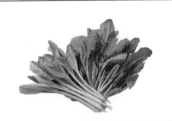
清熱生津的食物	
甘蔗、番茄、荸薺、銀耳、柑、甜橙、檸檬、梨、蘋果、西瓜、甜瓜、梅子、桑葚、藍莓、枇杷	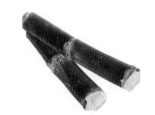
清熱涼血的食物	
鴨肉、鮮魚肉、蓮藕、茄子、冬瓜、空心菜、芹菜、薺菜、馬齒莧、馬蘭頭、絲瓜、西瓜、奇異果	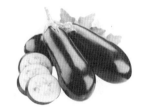
清熱解毒的食物	
綠豆、赤小豆、豆腐、苦瓜、西瓜、黃瓜、南瓜、絲瓜、茄子、蘿蔔、荸薺、白菜、馬齒莧、薺菜、黑木耳、海帶	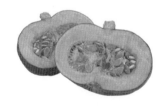

第 五 章

去心火──清心泄火

⊞ 蓮子心──生津止渴泄心火

性味 性寒，味苦。

歸經 歸心、腎經。

蓮子心，又稱蓮薏、苦薏、蓮心，最早見於唐末的《食性本草》中，為睡蓮科多年生水生植物蓮成熟種子中的乾燥胚芽。

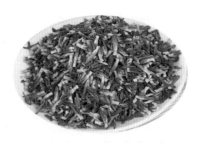

秋季採收蓮子時，將蓮子剝開，取出綠色胚芽（蓮心），曬乾。主產於湖南、湖北、江西、福建、江蘇、浙江等地。

藥材性狀 ●────────────

乾燥的蓮心，略呈棒狀，長 1.2～1.6 公分。頂端膏綠色，有 2 個分支，一長一短，先端反折，緊密互貼，用水浸軟後展開，可見 2 片盾狀捲曲的幼葉。中央的胚芽直立，長約 0.2 公分。基部胚根黃綠色，略呈圓柱形，長 0.2～0.4 公分。質脆，易折斷，斷面有許多小孔。

功效作用

《溫病條辨》中講：「蓮心，由心走腎，能使心火下通於腎，又迴環上升，能使腎水上潮於心。」民間常用蓮子心泡茶飲，有清心火、止遺精的作用，對心腎不交、陰虛火旺的失眠患者，食之最宜。

從臨床應用上看，蓮子心還適用於輕度失眠人群，蓮子心有清心除熱的功效，可主治因溫病所致的高熱、煩躁不安、神昏譫語等症，可配伍玄參、麥冬、竹葉捲心等服用。還有很好地去心火的功效，可以治療口舌生瘡，並有助於睡眠。

中醫認為，蓮子心有清熱、固精、安神、強心、止血、澀精之效，可治高熱引起的煩躁不安、神志不清和夢遺滑精等症。蓮心中含生物鹼，還可以降血壓。蓮子心泡水喝，可以治療便秘。有史料記載，乾隆皇帝每到避暑山莊總要用荷葉露珠泡製蓮子心茶，以養心益智，調整元氣，清心火與解毒。

常用搭配

蓮子心可以單用，也可以與玄參、麥冬、金銀花、菊花、梔子等搭配使用。若雜病心陰不足，心火偏盛而心煩不眠，可配麥冬、生地黃、酸棗仁、柏子仁等以養陰清心安神。用於心火妄動、心腎不交所致遺精、失眠。以蓮子心配硃砂同用，以清心安神，交通心腎而澀精。用於勞心咯血、吐血，同糯米為末服，以清心火，涼血止血，如《續易簡方論》中的「蓮心散」。

此外，近年來臨床治療高血壓引起的頭重、心煩，常用蓮子心煎湯代茶飲。因其味道極其苦，一般還與冰糖、蜂蜜等搭配調飲。

人群宜忌

失眠、腹瀉、脾腎虧虛者適宜。適用於熱入心包、心火亢盛所致的溫熱病，症見高熱、煩躁不眠、眩暈目赤者。

大便乾結、腹部脹滿的人忌食。本品苦寒，脾胃虛寒者不宜服用。

佳品選購

以個大、色青綠、未經煮者為佳。一般藥店及大型超市花草茶專櫃均有售賣，也可購買帶心蓮子，自行剝取蓮子心，曬乾後用。

蓮子心茅根飲

【材料】蓮子心 5 克，生地 15 克，白茅根 30 克。

【做法】將蓮子心、生地黃、白茅根一同水煎。

【用法】每日 1 劑，可多次沖泡，代茶飲。

【專家箴言】本方具有清熱、涼血、止血的功效，適用於血熱所致的鼻衄、婦女月經過多等症。

蓮子心夏枯草飲

【材料】蓮子心 5 克，夏枯草 15 克。

【做法】將蓮子心、夏枯草加水煎。

【用法】每日 1 劑，可多次沖泡，代茶飲。

【專家箴言】蓮子心能夠清熱除煩，夏枯草具有清肝火、降血壓的作用，可用於高血壓、心煩發熱、眩暈頭痛等症。

蓮子心茶

【材料】蓮子心 3 克。

【做法】將蓮子心放入蓋碗中，用沸水沖泡，加蓋燜泡 10～15 分鐘後飲用。

【用法】每日 1 劑，可多次沖泡，代茶飲。

【專家箴言】此茶是傳統的清心去火茶，有降血壓、止煩渴、消暑熱、改善睡眠的作用。

蓮子心綠茶

【材料】蓮子心 2 克，綠茶 3 克。

【做法】將蓮子心、綠茶放入茶壺中，用沸水沖泡，加蓋燜泡 10～15 分鐘後飲用。

【用法】每日 1 劑，代茶頻飲。

【專家箴言】綠茶為未發酵茶，鮮葉中的有效成分保留得較多，清熱效果更好，搭配蓮子心，可清心除煩，清熱降火。

蓮子心黃連茶

【材料】蓮子心、黃連各等份。

【做法】將上二味藥一起研磨成為粉末，用開水沖泡後服用。

【用法】每天 2 次。由於黃連和蓮子心都極苦，不利於服用，可以適量地加入一些蜂蜜，或者是服用之後含一個糖果，能夠有效沖淡苦味。

【專家箴言】蓮子心和黃連配伍，能夠很好地治療心情煩躁的症狀，具有安定心神的作用。

蓮子心竹葉茶

【材料】蓮子心 2 克，竹葉 3 克。

【做法】將蓮子心、竹葉放入茶壺中，用沸水沖泡，加蓋燜泡 10～15 分鐘後飲用。

【用法】每日 1 劑，代茶頻飲。

【專家箴言】此茶可清泄心火、除煩養神、止渴、利尿，常用於熱病、暑熱所致的心煩不眠等。

黃連——無火不治的藥材

【性味】性寒，味苦。

【歸經】歸心、脾、胃、膽、肝、大腸經。

黃連，多年生草本植物，喜冷涼、濕潤之處，為毛茛科植物黃連、三角葉黃連或雲連的乾燥根莖，分佈

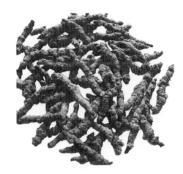

在中國的四川、貴州、湖南、湖北、陝西南部等地。通常秋季採挖，除泥沙，乾燥，摘去殘留鬚根。

黃連是中醫常用的一味中藥，最早在《神農本草經》中便有記載，因其根莖呈連珠狀而色黃，所以稱為「黃連」。

其味入口極苦，有俗語云「啞巴吃黃連，有苦說不出」，即道出了其中滋味。

藥材性狀

根據產地的不同，黃連有三種不同的性狀，其形態特徵也各有差異，包括主產於中國重慶、四川、湖北、貴州、陝西等地的黃連（習稱「味連」），主產於中國四川省的三角葉黃連（習稱「雅連」），以及主產於中國雲南省的雲連。其他替代品種還有峨眉黃連、野生黃連等。

1. 味連

藥材多數聚集成簇，常常彎曲，形如雞爪，習稱「雞爪連」，其單枝根莖長 3～6 公分，直徑 0.3～0.8 公分。表面粗糙，有不規則結節狀隆起，有鬚根及鬚根殘基。節間表面平滑如莖桿，習稱「過橋」。

其上部多殘留褐色鱗葉，頂端常留有殘餘的莖或葉柄。表面灰黃色或黃褐色。質硬，斷面不整齊，皮部橙紅色或暗棕色，木部鮮黃色或橙黃色，呈放射狀排列，髓部有時中空。氣微，味極苦。

2. 雅連

藥材多為單枝、略呈圓柱形，形如「蠶狀」，微彎

曲，長 4～8 公分，直徑 0.5～1 公分，「過橋」較長，1～3 公分。頂端有少數殘基。以身幹粗壯、無鬚根，形如蠶者為佳品。

3.雲連

藥材彎曲呈鉤狀，形如「蠍尾」，多為單枝，較細小。長 2～5 公分，直徑 1.5～4 公分，節間密。以乾燥、條細、節多、鬚根少，色黃者為佳品。

功效作用

黃連含小蘗鹼、黃連鹼、掌葉防己鹼、藥根鹼等化學成分，有清熱燥濕、泄火解毒功效。

可用於濕熱痞滿，嘔吐吞酸，瀉痢，黃疸，高熱神昏，心火亢盛，心煩不寐，血熱吐衄，目赤，牙痛，消渴，癰腫疔瘡等症。

外治濕疹，濕瘡，耳道流膿。酒黃連善清上焦火熱，用於目赤，口瘡；薑黃連清胃和胃止嘔，用於寒熱互結，濕熱中阻，痞滿嘔吐。

常用搭配

1.**配黃芩、大黃。**主治濕熱內蘊、血熱妄行。
2.**配半夏、竹茹。**主治濕熱留戀腸胃。
3.**配木香、黃芩、葛根。**主治瀉痢。
4.**配梔子、連翹。**主治溫病高熱、心火亢盛。
5.**配赤芍、牡丹皮。**主治熱毒瘡瘍。
6.**配天花粉、知母、生地。**主治胃火熾盛中的消證。

人群宜忌 •————————————

心火亢盛所致高熱神昏、心煩不寐者適用。

本品大苦大寒，過服久服易傷脾胃，脾胃虛寒者忌用。苦燥傷津，陰虛津傷者慎用。

佳品選購 •————————————

一般情況下，優質的黃連多呈現簇擁狀態，其本身大多分為灰黃色、黃褐色這兩種顏色，表面粗糙，有不規則的隆起、結節狀態。

在鑑定黃連的品質時，進行顏色以及形狀的判斷，就可以選擇出優質的黃連來。

▌黃連阿膠雞子黃湯

【材料】雞子黃 2 枚，黃連 12 克，阿膠 9 克，黃芩、白芍各 3 克。

【做法】先煮黃連、黃芩、白芍，加水 8 杯，濃煎至 3 杯，去渣後，加阿膠烊化，再加入雞子黃，攪拌均勻。

【用法】每日 1 劑，頓服。

【專家箴言】清熱育陰。適用於熱邪入營、傷耗營陰心液、發熱不已、心煩不得臥、舌紅絳而乾、脈細數。

▌黃連木香燉豬大腸

【材料】黃連 5 克，木香 10 克，豬大腸 50 克，牙籤。

【做法】黃連、木香研為碎末，豬大腸洗淨。把藥
碎末裝進豬大腸內，兩端用牙籤或線紮緊，放進燉盅內，
加入冷開水 250 毫升，燉 2.5 小時便可。

【用法】每日 1 劑，頓服。

【專家箴言】該湯為氣滯不行、腹脹腹痛的藥膳湯
水，也是大腸癌患者的輔助治療保健膳食。

黃連單方

【材料】黃連適量。

【做法】加水兩碗半，煎成 1 碗。

【用法】飯後過一陣（食遠）溫服。小兒減量。

【專家箴言】本方適用於心經實熱。

黃龍丸

【材料】黃連 500 克，白酒 2.5 升。

【做法】黃連切細，加酒煮乾，再焙過、研細，糊
成丸子，如梧子大。

【用法】每服 50 丸，每日服 3 次。

【專家箴言】伏暑發熱、作渴、嘔吐及赤白痢均可
用此方。

泄心湯

【材料】大黃 10 克，黃連、黃芩各 5 克。

【做法】上藥三味，以水 800 毫升，煮取 250 毫
升。

【用法】每日 1 劑，可作 2～3 次服。

【專家箴言】此方出自《金匱要略》，可泄火解毒，主治邪火內熾，迫血妄行、吐血、衄血等熱證。

黃連米湯

【材料】大米 60 克，黃連 5 克。

【做法】先把黃連去雜，洗淨，先曬乾（或烘乾），然後研成細末；大米洗淨，用溫水浸泡半小時後倒進鍋裡，再倒入適量清水，煮成稠米湯，然後倒入黃連末，攪拌均勻後再煮一會兒即可。

【用法】每日 1 劑。

【專家箴言】服用黃連米湯可以健脾開胃、清熱泄火，特別適合熱感冒患者服用，治療效果頗佳。

黃連消斑湯秘方

【材料】黃連、清半夏、川楝子各 10 克，炙甘草、延胡索各 15 克，乾薑、桂枝各 5 克，黨參、白芍各 20 克，大棗 10 枚，三七 3 克。

【做法】水煎服。

【用法】每日 1 次，分 3 次服，夜間可酌加 1 次。

【專家箴言】寒熱並用，化瘀消斑。主治過敏性紫癜，屬寒熱錯雜血瘀證，症見皮膚紫斑，形狀大小不一，胃脘或臍腹疼痛，黑便或便血，舌紅或有瘀斑，苔白或黃，脈弦或滑。

▌黃連炒冬瓜

【材料】黃連 10 克，冬瓜 250 克，精鹽、味精各 2 克，醬油、料酒各 5 毫升，蔥花、薑末各 6 克。

【做法】普通炒製。

【用法】佐餐食用。

【專家箴言】清熱利水。用於水腫、風熱等證。

▌黃連湯

【材料】黃連、炙甘草、人參各 6 克，乾薑 10 克，桂枝 15 克，半夏 12 克，大棗 6 枚。

【做法】以水 10 升，煮取 6 升。

【用法】去滓溫服，晝 3 次，夜 2 次。

【專家箴言】主治胸中有熱，胃中有寒，陰陽痞塞，心下痞滿，腹痛欲吐等症。

⊞ 淡竹葉──去煩熱，利小便

性味 性微寒，味甘，無毒。

歸經 歸心、胃、小腸經。

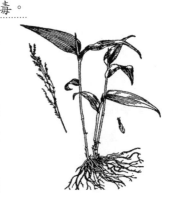

淡竹葉，又名竹葉麥冬、山雞米，為禾本科植物淡竹葉的乾燥全草的地上部分，好生於山坡林下及溝邊陰濕處。

淡竹葉高數十公分，莖細

葉綠，非常像竹米落地所生的細竹的莖葉。多年生草本，它的根一棵有幾十條鬚，鬚上結有子，和麥門冬一樣，不過淡竹葉的子更堅硬。

夏季末抽花穗前採割，曬乾備用。

藥材性狀

本品長 25～75 公分。莖呈圓柱形，有節，表面淡黃綠色，斷面中空。葉鞘開裂。葉片披針形，有的皺縮捲曲，長 5～20 公分，寬 1～3.5 公分；表面淺綠色或黃綠色。葉脈平行，具橫行小脈，形成長方形的網格狀，下表面尤為明顯。體輕，質柔韌。氣微，味淡。

功效作用

淡竹葉能清心除煩、利尿通淋，可用於熱病心煩口渴，神疲乏力，小便赤澀，口舌生瘡等症。《本草綱目》中曰：「去煩熱，利小便，清心。」

民間驗方頗多，如治口舌生瘡，可採用鮮淡竹葉煎湯當茶飲，有良效；夏日消暑也可用淡竹葉適量水煎，作涼茶飲用；民間將它的根苗採來搗汁，與米做酒麴，有濃烈的芳香。

常用搭配

1.配荷梗

淡竹葉體輕氣薄，味甘而淡，氣寒而涼，輕能走上，辛能散鬱，甘能緩脾，涼能清心，寒能清熱；荷梗味

苦氣平，中空體輕，生於水土之下、污穢之中，挺然獨立，富有長養生發之氣，故能袪暑清熱、理氣寬胸、升發清陽（升發脾胃之氣）；淡竹葉以清利為主，導熱下行，令其從小便而解；荷梗以升清為要，理氣寬中、消脹除滿、醒脾開胃。

二藥伍用，一升一降，相互為用，清心火，利小便，袪暑濕，快胸膈，消脹除滿，開胃增食。

2. 配生石膏

淡竹葉甘淡性寒，輕浮上達，能解散上焦風熱，清心肺之火熱，導小腸膀胱濕熱下行，清上導下，可升可降；生石膏清瀉肺胃火熱，除煩止渴。

二藥合用，辛涼甘寒，清解陽明，清肺胃熱，主治肺胃熱盛，症見咳嗽，氣逆不得平臥，口舌生瘡，口乾渴。

3. 配竹茹

淡竹葉甘寒，能清心火、利小便，偏於清餘留之心火而治心中煩熱；竹茹清熱化痰、和胃降逆而治嘔呃。

二藥配伍，清熱和胃，清上導下，使濕熱下行，則諸證得解，功能清熱和胃，主治胃經濕熱，症見泛惡嘔吐，心煩，溺少色赤，黃疸。

4. 配木通

淡竹葉上能直清心火而除煩，下能利小便而滲濕；木通上能通心清肺清降心火，下能泄小腸濕熱，通利二便。因心與小腸相表裡，泄小腸即泄心火。二藥合用，寓有治腑以治臟之意，可治心移熱於小腸之尿赤熱痛、赤白

帶下，功能清心利水，主治熱盛心煩，心移熱於小腸，口瘡舌紅，尿赤澀痛。

5. 配陳皮

淡竹葉甘寒，歸肺經，其氣味俱清，輕清上焦邪熱，清肺熱，用治肺熱咳嗽；陳皮苦溫，亦歸肺經，能行能降，既能理氣，又能燥濕，用於治肺氣上逆之咳喘。二藥配用，一升一降，相輔相成，可用於治寒熱錯雜、肺氣上逆之咳喘。

人群宜忌 ●————————————————

無實火、濕熱者慎服，體虛有寒者禁服。

孕婦忌服。

腎虛尿頻者忌服。

佳品選購 ●————————————————

本品以色青綠、葉大、梗少、無根及花穗者為佳。

鮮竹葉與淡竹葉均可清心除煩、利小便。鮮竹葉清心熱效果更好，善治上焦風熱，而淡竹葉利尿作用強，以滲濕瀉熱見長。

▌淡竹葉粥

【材料】粳米 100 克，淡竹葉 10 克，冰糖 30 克。

【做法】將淡竹葉洗淨，加水 3000 毫升，煎煮約 20 分鐘，去渣取汁。再向藥汁中加入淘洗乾淨的粳米，再加水適量，先用武火燒開，再轉用文火熬煮成稀粥，可加適

量冰糖調味。

【用法】佐餐服食。

【專家箴言】清熱利濕，平肝化痰。適用於高血壓病、冠心病、黃疸型肝炎等。

竹葉地黃茶

【材料】淡竹葉、生地黃各 6 克，綠茶、白砂糖各 3 克。

【做法】將淡竹葉、生地黃、綠茶、白砂糖一同用熱水沖泡燜約 15 分鐘，即可飲用。

【用法】每日 1 劑，連飲 5 天。

【專家箴言】本品具有清熱、利尿、生津之功效，適於前列腺肥大者食用。

竹葉茶

【材料】淡竹葉適量。

【做法】將淡竹葉曬乾，製成粗末。每次取 10 克，用開水沖泡，並可以反覆加水。

【用法】代茶頻飲，每日 1 劑。

【專家箴言】本品具清涼解暑，利尿除煩之功效。適宜於夏季解暑熱之用，並可作為口腔潰瘍、癰癤瘡腫的輔助治療。還可用於內熱重、口苦口渴、小便短少者。

竹葉茅根茶

【材料】淡竹葉、白茅根各 10 克。

【做法】先將淡竹葉、白茅根洗淨切碎，放入瓷杯或保溫杯中，用沸水沖泡，溫浸半小時。

【用法】代茶頻飲。

【專家箴言】本品具清熱、利尿、止血之功效。適宜於急性腎炎、急性腎盂腎炎伴尿血患者服用。

竹水湯

【材料】人參、麥冬、茯苓、黃芩各 5 克，淡竹葉 10 片。

【做法】水煎服。

【用法】每日 1 劑，2 次分服。

【專家箴言】有清熱利濕、養陰止渴、除煩安神之功。

竹葉黃耆湯

【材料】淡竹葉、生地黃、黃耆、麥冬、當歸、川芎、黃芩、甘草、芍藥、人參、半夏各 15 克，生石膏 30 克。

【做法】水煎服。

【用法】每日 1 劑，2 次分服。

【專家箴言】主治表裡不實，熱甚口渴；氣血虛，胃火盛而作渴。

竹葉豆腐湯

【材料】淡竹葉 15 克，豆腐 150 克，白糖適量。

【做法】將淡竹葉洗淨，加水 100 毫升，煮 25 分鐘，過濾取汁，備用；豆腐洗淨，切為 4 公分見方的塊。將淡竹葉藥汁、豆腐塊同入鍋中，再加適量清水，大火燒沸，改小火煮 20～30 分鐘，加入白糖，待糖均勻溶化即可。

【用法】佐餐食用。

【專家箴言】此湯清熱、解毒、明目。特別適合結膜炎患者食用。

淡竹葉酒

【材料】淡竹葉 30 克，白酒 500 毫升。

【做法】將淡竹葉洗淨，剪成長約 2 公分的節，用紗布袋包紮好後，置於酒罐中。將白酒倒入酒罐，加蓋密封，浸泡 3 天後即可飲用。

【用法】隨餐飲用，每次 1 小盅。

【專家箴言】此酒疏風熱、暢心神，風濕熱痹、關節熱痛、心煩、小便赤黃之人飲用頗佳。

豆葉茅根粥

【材料】赤小豆 30 克，淡竹葉、白茅根各 15 克，粳米 50 克，白糖適量。

【做法】將淡竹葉、白茅根水煎取汁，加赤小豆、粳米煮粥。

【用法】食用時，加白糖調味服食。每日 1 次。

【專家箴言】此粥清熱利濕、健脾生精，適於濕熱蘊結下焦，小便短黃者食用。

麥冬——潤肺清心

性味 性微寒，味甘、微苦。

歸經 歸心、肺、胃經。

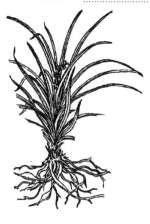

麥冬屬百合科多年生草本，成叢生長，高 30 公分左右。葉叢生，細長，深綠色，形如韭菜。花莖自葉叢中生出，花小，淡紫色，形成總狀花序。果為漿果，圓球形，成熟後為深綠色或黑藍色。根莖短，有多數鬚根，在鬚根的中部或尖端常膨大成紡錘形的肉質塊根，即藥用的麥冬。

麥冬原產於中國，日本、越南、印度也有分佈。中國南方等地均有栽培。生於海拔 2000 公尺以下的山坡陰濕處、林下或溪旁。

藥材性狀

本品呈紡錘形，兩端略尖，長 1.5～3 公分，直徑 0.3～0.6 公分。表面黃白色或淡黃色，有細縱紋。質柔韌，斷面黃白色，半透明，中柱細小。氣微香，味甘、微苦。

功效作用

《本草分經》稱麥冬「甘、微苦，微寒。潤肺清

心、瀉熱生津、化痰止嘔、治嗽行水」。《醫學衷中參西錄》言其「能入胃以養胃液，開胃進食，更能入脾以助脾散精於肺，定喘寧嗽」。

中醫認為，麥冬味甘、微苦，性微寒，歸胃、肺、心經，有養陰潤肺、益胃生津、清心除煩的功效，用於肺燥乾咳、陰虛癆嗽、喉痺咽痛、津傷口渴、內熱消渴、心煩失眠、腸燥便秘等症。

常用搭配

1. 配半夏

麥冬甘寒質潤，能益胃生津、潤肺清心；半夏性溫，可燥濕化痰、降逆止嘔。二者合用，半夏得麥冬之清潤而制其溫燥，但麥冬用量須大一倍以上方能取得益胃生津、降逆止嘔之作用。常用於治療熱病傷津之咳嗽、嘔逆、咽乾唇燥、煩熱口渴、舌紅少苔。

2. 配川貝母

麥冬滋肺陰而清熱，川貝母潤肺而化痰。二者合用，有潤肺、清熱、止咳之功效，用於治療肺陰不足之燥咳痰黏難咯者。

3. 配五味子

麥冬滋陰生津潤肺，五味子斂氣止咳。二者合用，有滋陰斂氣止咳之作用，用於治療肺陰虛所引起之久咳不止、口渴等症。

4. 配玉竹

二藥均有滋陰潤肺、益胃生津之功效，相伍為用，

其效更著，用於治療肺胃陰傷、燥熱咳嗽、胃熱煩渴、食少等症。

人群宜忌

麥冬性寒質潤，滋陰潤燥作用較好，適用於有陰虛內熱、乾咳津虧之象的病證。夏、秋兩季時最宜飲用。

不宜用於脾虛運化失職引起的水濕、寒濕、痰濁及氣虛明顯的病證。臨床將麥冬當作補品補益虛損應注意辨證，用之不當會生濕生痰，出現痰多口淡、胃口欠佳等不良反應。

佳品選購

以表面淡黃白色、身乾、個肥大、質軟、半透明、有香氣、嚼之發黏者為佳。

麥冬粥

【材料】麥冬 30 克，粳米 50 克。

【做法】將麥冬搗爛煮汁，去滓濾汁後加入粳米煮粥。

【用法】每天晨起食用。

【專家箴言】補血紅顏，延緩皮膚衰老，生津止渴。適用於熱病後因氣津被耗而引起的氣短、咽乾、心煩、少寢等症。

生脈散

【材料】麥冬、人參各 10 克，五味子 6 克。

【做法】加水煎服，濾渣取汁飲用。

【用法】每日 2 劑。

【專家箴言】此方為金代名醫李杲所創。對汗出虛脫、心慌心悸、血壓過低、汗多口渴、體倦乏力有良效。

蘆根麥冬湯

【材料】蘆根 30 克，麥冬 15 克，知母 12 克。

【做法】先用小火煎煮 30 分鐘，濾出煎液，藥渣再加水 500 毫升，大火煮開後改為小火煎煮 20 分鐘即可。

【用法】去渣取汁，將兩次煎出的藥汁混合，每日 1 劑。

【專家箴言】用於糖尿病患者口渴咽乾、多飲、心煩不寧，或見低熱，舌紅，脈細數。

五汁飲

【材料】梨 100 克，荸薺、蓮藕各 50 克，鮮蘆根、麥冬各 15 克。

【做法】先將麥冬和鮮蘆根加水煎，濾渣取汁待用；荸薺、蓮藕去皮洗淨後，用榨汁機取汁。再將兩種汁液混合均勻。

【用法】和勻涼服，每日 1 劑。不甚喜涼者，燉湯溫服。

【專家箴言】出自清代著名的溫病學家吳鞠通的

《溫病條辨》。

書中說「五汁飲」具有「甘寒救液」的作用，主治溫熱之病，肺胃津液大傷出現口中燥渴之症。

山楂麥冬飲

【材料】山楂、麥冬各 20 克。

【做法】用水 500 毫升煎至 250 毫升。

【用法】每日 1 劑，分 2 次服。

【專家箴言】行氣散瘀，消食健胃，平肝陽。

麥棗湯

【材料】麥冬、紅棗各 30 克，冰糖適量。

【做法】將麥冬、紅棗用清水沖洗乾淨放入鍋中；加入適量的水，大火煮開，轉小火煮 15 分鐘，再加入適量的冰糖煮至溶化即可。

【用法】每日 1 劑，頓服。

【專家箴言】除心煩，適於煩熱口乾、心神不利者服用。

二冬膏

【材料】天冬、麥冬各適量，煉蜜適量。

【做法】加水煎取天冬和麥冬的濃汁，加入約等量的煉蜜共煎沸。

【用法】每日 1 次，1 次吃 1 匙。

【專家箴言】二冬膏養陰潤肺、清熱降火。適用於

陰虛肺熱或肺癆咳嗽、咽乾口渴、發熱或潮熱。

麥冬兔肉湯

【材料】兔肉 100 克，太子參、麥冬各 30 克，薑 3 克，精鹽 2 克，味精 1 克。

【做法】將太子參、麥冬、兔肉（洗淨）、薑放入瓦鍋內，加適量清水，武火煮沸後，改文火煮至兔肉熟爛，然後加精鹽、味精調味即可。

【用法】佐餐食用。

【專家箴言】清心養胃、生津止渴。

麥冬山楂燉甲魚

【材料】甲魚 1000 克，麥冬、山楂各 15 克，薑 10 克，胡椒、味精各 2 克，精鹽 5 克。

【做法】將甲魚宰殺，破肚取腸洗淨後，置入砂鍋內，加水，放入麥冬、山楂、薑（切片）、胡椒，用文火燉煮，待肉熟爛後再放精鹽、味精調味即成。

【用法】每週服用 1 次。

【專家箴言】滋陰清熱、益氣活血。適用於心陰不足、虛火內擾型冠心病。

燈芯草──降心火，通氣血

性味 性微寒，味甘、淡。

歸經 歸心、肺、小腸經。

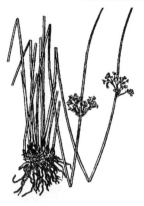

燈芯草為較常用的中藥。其短短的莖稈使它看起來就像匍匐在地上一般。據《本草衍義》記載，燈芯草，蒸熟曬乾後可拆取草葉中心穰作為燃燈的燈芯，故名燈芯草。馬志曰：「燈芯草生江南澤地。叢生，莖圓細而長直，人將為席。」李時珍說：「吳人載蒔之，取瓤為燈炷，以草織席及蓑。」以上描述的植物形態、產地及採製等，與今所用燈芯草基本一致。

燈芯草分佈於全世界溫暖地區，適宜生長在河邊、池旁、水溝邊、稻田旁、草地上、沼澤濕處。江蘇、四川、雲南、貴州等地均有分佈。四川所產燈芯草，剝去外皮的稱為「燈芯」，未去皮的稱為「燈草」。

藥材性狀

本品為燈芯草科植物燈芯草的乾燥莖髓。夏末至秋季割取莖，曬乾，取出莖髓，理直，紮成小把。成品呈細圓柱形，長達 90 公分，直徑 0.1～0.3 公分。表面白色或淡黃白色，有細縱紋。體輕，質軟，略有彈性，易拉斷，斷面白色。無臭，無味。

功效作用

燈芯草入心經，可降心火，有止血通氣、散腫止咳的作用，在臨床上常用來治療各種熱證引起的心火上炎，可消除心煩氣躁。用於清心火時，只適宜病情輕者，或輔助其他清熱利尿藥用。

《素問・靈蘭秘典論》中曰：「心者，君主之官，神明出焉。」心經有火，則神志不安，神明被擾則躁動不安，心煩不寐，小兒夜啼，口舌糜爛，小便黃赤。本品寒，可清心經之熱，淡滲利水，可導心經之火，自上順下，下輸膀胱，從小便而出。心火清，則神志安。燈芯草具清熱除煩之功，以清降心火、通肺、利水道見長。

燈芯草除了清心火，利尿外，還是一味理想的鎮靜催眠藥物，經常失眠的朋友可用燈芯草泡茶飲用，能有效緩解失眠症狀，也可入湯菜食用。

燈芯草還具有治療小便不利，淋漓澀痛的功效，就是我們常說的「五淋」，分別是「氣淋」「石淋」「勞淋」「膏淋」「血淋」。對這些熱證引起的小便不利，燈芯草有一定的治療作用。

常用搭配

1.配六一散

清熱袪濕，利水除煩。六一散功善清熱滑竅，利三焦水濕。本品清熱通淋，專入心經，二者合用，使上焦心經濕熱下行，導小腸濕熱外出，並有降火安神之效。可治療暑濕身熱、口渴、口瘡、心煩不安、小便淋痛、小兒夜啼。

2. 配淡竹葉

清心除煩，利尿通淋。淡竹葉味甘淡、性寒，上可清心經之火而除煩，下能導小腸、膀胱之濕熱外出。燈芯草清熱除煩，利尿通淋，二者功效相近。對於煩熱口渴、心煩不寐、口舌生瘡、小便赤、澀痛等症，相須為用，可增加療效。

人群宜忌

燈芯草性寒滲利，適用於心經有熱、膀胱濕熱等有熱象的病症。

有虛寒證者不宜服用。

臨床常用含燈芯草的七星茶治療小兒煩躁不寧。對小兒之病隨撥隨應，用藥宜中病即止，不可過服，以免傷及小兒脾胃，出現厭食等不良反應。

佳品選購

本品以色白、條長、粗細均勻、有彈性者為佳。燈芯碳是燈芯草用鍛碳法炮製而成的，涼血止血效果較好，生品則側重於清心降火。

燈芯草粥

【材料】粳米 30 克，燈芯草 6 克，山梔子 3 克，熟石膏粉（食用）10 克。

【做法】先煎石膏粉、山梔子、燈芯草，久煎去渣取汁，再加入粳米共煮成粥。

【用法】溫熱服食。

【專家箴言】本方來源於民間驗方，有清熱泄脾的功效。主治口舌生瘡、煩躁不寧。

燈芯草苦瓜湯

【材料】苦瓜（去瓤、核）200 克，燈芯草 5 扎，食鹽適量。

【做法】苦瓜洗淨後切成塊狀。將苦瓜塊與燈芯草一起放進砂鍋內，加適量清水煎煮，加食鹽調味即可。

【用法】每日 1～2 次，每次 150～200 毫升。

【專家箴言】本食療方清心降火。適用於夏季風熱上攻所引起的目赤腫痛、眼眵增多、口乾心煩、小便黃赤等。對皮膚熱痱、濕疹也有效。

燈芯草蓮子茶

【材料】芡實、薏苡仁、蓮子等量，燈芯草 6 克。

【做法】前 3 味共搗碎備用。每次取 100～150 克，與燈芯草一起放入砂鍋中，加沸水適量，用大火煎 20 分鐘，後用文火煮至蓮子和芡實熟透即可。

【用法】食用時，去掉燈芯草，喝湯吃蓮子、芡實。每日 1 劑。

【專家箴言】本藥茶方可治心煩失眠，有清涼鎮心的功效。

燈芯草鯽魚粥

【材料】燈芯草 30 克，鯽魚 350 克，粳米 50 克，鹽 2 克。

【做法】將鯽魚去鱗和內臟，洗淨後用紗布包住備用；粳米、燈芯草洗淨備用。把粳米、燈芯草和帶紗布的鯽魚放入瓦鍋內，加水 1500 毫升，煮約 1 小時，加入鹽調味即可。

【用法】佐餐食用。每週食用。

【專家箴言】鯽魚有健脾利濕、和中開胃、活血通絡、溫中下氣之功效，與燈芯草配伍，可用於熱盛心煩、小便赤短。

燈芯草煲瘦肉粥

【材料】大米 100 克，燈芯草 3 扎，豬瘦肉 30 克，食用油、生抽、生粉、鹽各適量。

【做法】豬瘦肉切薄片，加生抽、生粉、食用油拌勻。大米洗淨後放入鍋中，倒入適量清水，放入洗好的燈芯草開大火煲。燒開後改小火繼續煮，20 分鐘後放入調好味的豬肉，攪散後繼續煮 4～5 分鐘，等豬肉熟了放適量鹽調味即可。

【用法】佐餐食用，1 週 2 次。

【專家箴言】此粥有養陰生津、清心降火的功效。

蓮藕——餐桌上的去火藥

性味 性寒，味甘。

歸經 歸心、脾、胃經。

蓮藕主要分佈於中國長江流域和南方各省，秋、冬及初春均可採挖。蓮藕呈短圓柱形，外皮粗厚、光滑，為灰白色或銀灰色，內部白色；節部中央膨大，內有大小不同的孔道若干條，排列左右對稱；體較重，質脆嫩。

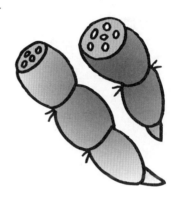

蓮藕原產於印度，後來引入中國。在南北朝時期，蓮藕的種植就已相當普遍，迄今已有三千餘年的栽培歷史。

蓮藕在中國南方諸省均有栽培，蓮藕的品種有兩種，即七孔藕與九孔藕。蓮的各部分名稱不同，均可供藥用，蓮的柄名荷梗，葉名荷葉及荷葉蒂。荷花蕊名蓮鬚，果殼名蓮蓬；果實為蓮肉或蓮子，其中的胚芽名蓮心，蓮的地根莖名藕。

中國各地著名的藕品有蘇州的荷藕，品質優良，在唐代時就被列為貢品。其藕有「雪藕」之稱，色白如雪，嫩脆甜爽，生吃堪與鴨梨媲美，詩人韓愈曾有「冷比霜雪甘比蜜，一片入口沉痾痊」之贊。

藥材性狀 ●————————————————

蓮藕根莖肥厚橫生，外皮黃白色，節部縊縮，生有腋芽及不定根，節間膨大，大小不等。質脆，斷面白色，有許多大小不等的縱行管道，有白色細絲狀物。無臭，味微甘而澀。

蓮藕分為紅花藕、白花藕、麻花藕。紅花藕瘦長，外皮褐黃色、粗糙，水分少，不脆嫩；白花藕肥大，外表細嫩光滑，呈銀白色，肉質脆嫩多汁，甜味濃郁；麻花藕粉紅色，外表粗糙，含澱粉多。

功效作用 ●————————————————

1. 清熱涼血

蓮藕生用性寒，有清熱涼血的作用，可用來治療熱性病症；蓮藕味甘多液，對熱病口渴、衄血、咯血、下血者尤為有益。

2. 通便止瀉、健脾開胃

蓮藕中含有黏液蛋白和膳食纖維，能與人體內膽酸鹽，食物中的膽固醇及甘油三酯結合，使其從糞便中排出，從而減少脂類的吸收。

蓮藕散發出一種獨特清香，還含有鞣質，有一定的健脾止瀉作用，能增進食慾，促進消化，開胃健中，有益於胃納不佳，食慾不振者恢復健康。

3. 益血生肌

蓮藕的營養價值很高，富含鐵、鈣等微量元素，植物蛋白質、維生素以及澱粉含量也很豐富，有明顯的補益

氣血，增強人體免疫力的作用。故中醫稱其「主補中養神，益氣力」。

4. 止血散瘀

蓮藕含有大量的單寧酸，有收縮血管的作用，可用來止血。蓮藕還能涼血、散血，中醫認為其止血而不留瘀，是熱病血症的食療佳品。

常用搭配

燉蓮藕的時候加點兒冰糖，不但味道香甜可口，還有健脾、開胃、止瀉的作用。

綠豆和蓮藕搭配，能健脾開胃、舒肝利膽、清熱養血、降血壓，適用於肝膽疾病和高血壓患者。

薑和蓮藕一起燉湯，可治夏季胃腸時令病，如腸炎、嘔吐、泄瀉等。

人群宜忌

一般人群均可食用。特別適合熱症者，比如上火、咳嗽、高熱、食慾不振及高血壓、高血脂症患者食用。

生藕性偏涼，生吃、涼拌較難消化，脾胃消化功能低下、大便溏泄者不宜生吃；蓮藕有一定的破血作用，婦女產後 2 週內忌食蓮藕。蓮藕含有一定的糖分，糖尿病患者不宜食用。

佳品選購

以藕身肥大，肉質脆嫩，水分多而甜，帶有清香者

為佳。同時，藕身應無傷、不爛、不變色、無鏽斑、不乾縮、不斷節；藕身外附有一層薄泥保護。

甘麥棗藕湯

【材料】蓮藕 250 克，小麥 75 克，甘草 12 克，紅棗 5 顆，鹽 1 小匙。

【做法】小麥洗淨，泡水 1 小時。將小麥、甘草、紅棗放入砂鍋中，加入適量水煮開，加入蓮藕以小火煮軟，再加鹽調味即可。

【用法】溫熱頓服。

【專家箴言】此湯具有益氣養血、寧心安神的作用，特別適合失眠、心煩、氣色不佳的人食用。

鮮藕汁

【材料】鮮藕 500 克。

【做法】將鮮藕搗汁，燉熟。

【用法】飲服，每日 1 次。

【專家箴言】此方可催乳。適用於產後缺乳者。

藕汁蜜糖露

【材料】鮮藕適量，蜂蜜 20 克。

【做法】將鮮藕洗淨，榨汁 100 毫升，加蜂蜜 20 克，調勻服用。

【用法】每日 1 次，連服數日。

【專家箴言】消炎止痛。可治慢性咽炎。

藕節散

【材料】藕節適量。

【做法】藕節研汁，調飛羅麵（磨麵時飛落下來混有塵土的麵）稀服。

【用法】每日2次。

【專家箴言】本方出自《普濟方》卷一八八引《經驗良方》。主治鼻毒及血症。

藕蜜漿

【材料】生藕（去皮節，切片）0.25公斤，煉蜜0.25公斤。

【做法】新汲水1500毫升，化蜜令散，納藕於蜜水中，浸半日即可。

【用法】食藕並飲汁，不拘時候。

【專家箴言】消渴，治口乾、心中煩熱。

藕節丸

【材料】乾藕節250克，人參、杏仁各75克，大蘿蔔1個，款冬花、乾蓮肉、蛤粉、乾山藥各50克，大棗（去核皮）300克。

【做法】上藥研為細末，加大蘿蔔，煮爛，和前藥為丸，如梧桐子大。

【用法】每服80丸，臨臥白湯送下。

【專家箴言】本方來源於《普濟方》，主治傷力吐血。

藕蜜膏

【材料】藕汁、白蜜各 100 毫升，生地黃自然汁 1000 毫升。

【做法】上藥和勻，微火煎成膏。忌煎炙。

【用法】每服半匙，空心漸漸含化，食後又服。

【專家箴言】主治小便長澀，痛悶之極。

藕汁飲

【材料】生藕汁、生地黃自然汁各 300 毫升，牛蒡根汁 200 毫升，生蜜 1 匙。

【做法】上藥汁調和令勻。

【用法】每服 1 小盞，細細飲之。

【專家箴言】主治吐血、衄血。本方來源於《太平聖惠方》。

桂花糯米藕

【材料】蓮藕 1 節，糯米 1 小碗，冰糖 1 大把，乾桂花、蜂蜜各少許。

【做法】提前 1 小時將糯米泡軟備用；將藕洗淨後削去外皮，從藕的一端 1 公分處將藕切開，切下來的藕節不要扔掉。將泡好的糯米填入藕洞中。

介紹一個比較好用的辦法：取 1 個裱花袋，剪一個小口，將裱花嘴塞入藕洞中，將米倒入裱花袋內，用筷子或竹籤將米填入藕洞內至滿。插幾根牙籤在藕的切口處，然後將剛才切下的藕節蓋在牙籤的另一端使之縫合。將封

口的蓮藕放入一個可容納的大鍋內，放入冰糖，倒入適量清水沒過蓮藕，蓋上鍋蓋，大火煮開後轉中火煮約 1 個小時。將煮好的蓮藕撈出切片，撒上些許乾桂花後澆上蜂蜜即可。

【用法】佐餐食用。

【專家箴言】糯米補氣、蓮藕滋陰，桂花清熱解毒、滋潤皮膚。

苦瓜──有點苦，但利心

性味 生苦瓜性寒，味苦；熟苦瓜性平，味甘。

歸經 入心、脾、胃經。

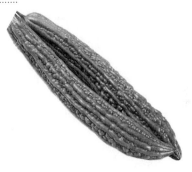

　苦瓜果味甘苦，成熟果肉和假種皮主要作蔬菜食用；苦瓜在夏季上市時將其加工成保健飲料，可供全年飲用。在民間傳說中，苦瓜有一種「不傳己苦與他物」的品質，就是與任何菜如魚、肉等同炒同煮，絕不會把苦味傳給對方，所以有人說苦瓜「有君子之德，有君子之功」，譽之為「君子菜」。

　明代徐光啟撰《農政全書》（1639）提到南方人甚食苦瓜。說明當時在中國南方普遍栽培苦瓜，現遍佈全中國。苦瓜形如瘤狀突起，又稱癩瓜；瓜面起皺紋，似荔

枝,遂又稱錦荔枝。

藥材性狀 ●

　　苦瓜多呈紡錘形或圓柱形,多瘤皺,成熟後呈橘黃色。種子長圓形,兩面有刻紋。乾燥的苦瓜片,呈橢圓形或矩圓形,厚 0.2～0.8 公分,長 3～15 公分,寬 0.4～2 公分,全體皺縮,彎曲,果皮淺灰棕色,粗糙,有縱皺或瘤狀突起。中間有時夾有種子或種子脫落後留下的孔洞。質脆,易斷。氣微味苦。

功效作用 ●

　　苦瓜以根、莖、葉、花、果實和種子供藥用,性寒,味苦,入心、脾、胃經,清暑滌熱,明目解毒。具有清暑解渴、降血壓、降血脂、養顏美容、促進新陳代謝等功效。

　　心在五行中屬火,五色中為紅色,而苦能降心火,平衡陰陽,進而確保心臟的正常運行,帶動血液、氧氣輸送至身體各個器官、部位。

　　苦瓜能促進食慾、消炎退熱;苦瓜裡面的苦瓜苷、苦味素可以提升食慾、健脾開胃;其所含的生物鹼──奎寧有利尿活血、消炎退熱、清心明目等功效,不但能除掉心中之火,還能夠避免火氣上擾,讓心臟免受其害,預防心腦血管疾病。

　　苦瓜具有清熱消暑、養血益氣、補腎健脾、滋肝明目的功效,對治療痢疾、瘡腫、中暑發熱、痱子過多、結

膜炎等有一定的功效。

據《隨息居飲食譜》記載，苦瓜「青則苦寒滌熱，明目清心，熟則養血滋肝，潤脾補腎」。

常用搭配

苦瓜、雞蛋同食能保護骨骼、牙齒及血管，使鐵質吸收得更好，有健胃的功效，能治療胃氣痛、眼痛、感冒、傷寒和小兒腹瀉、嘔吐等。

人群宜忌

消渴或熱病中暑、煩渴引飲者宜食用。

苦瓜性涼，脾胃虛寒者不宜食用。

但凡苦味食品不宜過量。過量易引起噁心、嘔吐等。

另外，苦瓜含奎寧，會刺激子宮收縮，引起流產，孕婦也要慎食苦瓜。

佳品選購

挑選苦瓜時，要觀察苦瓜上的果瘤，顆粒越大越飽滿，表示瓜肉越厚，顆粒越小、越薄。好的苦瓜一般潔白漂亮，如果苦瓜發黃，就已經過熟，會失去應有的口感。

苦瓜炒肉

【材料】苦瓜 300 克，瘦肉、紅椒各 50 克，薑、醬油、醋、鹽、白糖、料酒、味精、澱粉、食用油各適量。

【做法】將苦瓜洗淨去瓤切絲；紅椒洗淨切絲；瘦

肉洗淨切絲，用水澱粉、鹽、料酒醃漬片刻；薑洗淨切末備用；鍋內入食用油燒熱，放入肉絲滑散後取出。鍋內留油，將苦瓜絲、紅椒絲倒入翻炒，撒入鹽，將肉絲倒入炒熟後，加入薑末、醬油、醋、白糖、味精調味即可。

【用法】佐餐食用。

【專家箴言】這道菜肉質鮮嫩爽滑，味道香辣可口，並具有美肌護膚的作用。

苦瓜炒蛋

【材料】苦瓜 2 條，雞蛋 4 個。

【做法】苦瓜泡水 10 分鐘，洗淨備用。4 個雞蛋打入小盆備用。苦瓜挖去瓜子，切薄片，放 1 勺鹽攪拌勻。油熱鍋，倒入苦瓜翻炒至變色。倒入少許油，倒入 4 個雞蛋，將鍋裡的雞蛋沿著鍋旁轉一圈。弄散蛋黃，煎至兩面金黃即起鍋。

【用法】佐餐食用。

【專家箴言】苦瓜香氣誘人，微苦鮮香，有清熱解毒、明目敗火、開胃消食的功效。

苦瓜燉排骨

【材料】排骨段、苦瓜各 250 克，酸菜 200 克，油、蒜泥、醬油、糖、醋、麻油各適量。

【做法】先將排骨洗淨，切成小段；苦瓜切成塊；酸菜切碎，備用。鍋中加入適量油，油燒至八成熱時，加入排骨、苦瓜、蒜泥、酸菜，然後調入醬油、糖、醋、麻

油，加入適量水，用小火燉熟即可食用。

【用法】佐餐食用。

【專家箴言】本方可降血脂、軟化血管。

豬油炒苦瓜

【材料】苦瓜 250 克，豬油及調味品各適量。

【做法】將苦瓜洗淨去內瓤，切絲。鍋中放豬油，燒至九成熱時，倒入苦瓜，加蔥、薑、椒鹽，爆炒至熟即可。

【用法】佐餐食用，1 週 2 次。

【專家箴言】清熱明日，適用於肝火上炎之目赤腫痛、便秘尿黃、口乾口苦等。

苦瓜燜雞翅

【材料】苦瓜 250 克，雞翅 1 對，薑汁、黃酒、白糖、鹽、澱粉、蒜泥、豆豉、辣椒絲、蔥段各適量。

【做法】將雞翅用水洗淨切塊，用薑汁、黃酒、白糖、鹽、澱粉拌勻上漿；苦瓜去內瓤，洗淨切塊，放沸水中焯一下，取出備用。

炒鍋放油下蒜泥、豆豉煸香後，再放雞翅翻炒；待熟時，下苦瓜、辣椒絲、蔥段炒幾下，而後加半碗清水，用文火燜 30 分鐘，調味起鍋即成。

【做法】佐餐食用。

【專家箴言】潤脾補腎，適用於肝腎陰虛、視力下降、視物模糊等。

苦瓜炒豬腰

【材料】苦瓜 120 克，豬腎 1 個，生薑 10 克，大蒜 20 克，調味品適量。

【做法】將苦瓜去瓤洗淨切絲，置於沸水中略燙；豬腎去筋膜，洗淨切好備用。鍋中放油燒熱後，下豬腎爆炒，而後下苦瓜絲翻炒，調入蔥、薑、料酒、醋、食鹽等炒至熟後即可。

【用法】佐餐食用。

【專家箴言】清熱利濕、補腎益精，適用於濕熱蘊結、畸形精子過多的男子不育症，或濕熱阻滯、脘腹痞悶、四肢重困、口苦黏膩之「苦夏」等。

苦瓜青果燉豬肚

【材料】苦瓜 150 克，青果 50 克，豬肚 1 個，生薑 9 克，調味品適量。

【做法】將豬肚洗淨切絲；苦瓜切段，後用鹽醃片刻。加水煮豬肚，待熟時，下苦瓜、青果、生薑等，煮至豬肚熟後，去青果，放調料調味。食用時吃豬肚飲湯。

【專家箴言】具有養陰清熱、益胃止痛之功。適用於胃脘灼熱疼痛、口苦咽乾、心煩易怒等。

羊腎苦瓜粥

【材料】羊腎 1 個，羊肉、苦瓜各 100 克，枸杞子 30 克，大棗 50 克，蔥、薑、味精各適量。

【做法】將羊腎去筋膜，洗淨切絲，羊肉洗淨切

碎。將苦瓜、枸杞子水煎去渣取汁，加大棗、羊肉、羊腎
同煮為粥，待熟時調入蔥、薑、味精即可。

【用法】趁熱服食，每日 1 劑。

【專家箴言】有滋陰降火、平肝潛陽的功效，適用
於陰虛火旺之陽痿，或慾念一動即遺精等。

白茅根——清火生津

> **性味** 性寒，味甘。
> **歸經** 入肺、胃、小腸經。

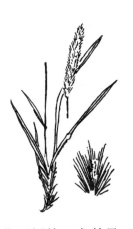

白茅根屬禾本科植物白茅的根
莖，又名茅根、地管、茹根、藍根
等，多生於路旁向陽乾草地或山坡
上，分佈於東北、華東、中南、西南
及陝西、甘肅等地。因其葉子形狀如
長矛，所以人們稱之為「矛」；它的
花和根是白顏色的，所以被稱之為
「白茅根」。

白茅根的芽、花、根都有很高的藥用價值，尤其是
它的根有清火生津、涼血止血等功效，可以用來治療各種
出血症的良藥。春、秋季採挖，除去地上部分和鱗片狀的
葉鞘，洗淨，鮮用或扎把曬乾。

藥材性狀

本品呈長圓柱形，長 30～60 公分，直徑 0.2～0.4 公

分。表面黃白色或淡黃色，微有光澤，具縱皺紋，節明顯，稍突起，節間長短不等，通常長 1.5～3 公分。體輕，質略脆，斷面皮部白色，多有裂隙，呈放射狀排列，中柱淡黃色，易與皮部剝離。無臭，味微甜。

功效作用

清火生津。春天氣溫漸暖，人若調適不當、休息不好、壓力過大等，很容易「上火」。而此時，正是白茅根旺長之季，路旁、山坡、草地上皆可見。

中醫認為，白茅根性甘寒，入肺胃二經，有清火生津，涼血、止血等功效。因此，不妨採些新鮮白茅根來煎水當茶喝。

清熱利尿。常因多食辛熱肥甘之品，或嗜酒太過，釀成濕熱，下注膀胱，使膀胱氣化失司，或因下陰不潔，穢濁濕邪侵入膀胱，釀成濕熱，發而為淋。

熱淋主要表現為：小便短數，灼熱刺痛，溺色黃赤，少腹拘急脹痛，或有寒熱，口苦、嘔惡，腰腹疼痛等。白茅根具有清熱利尿的功效。

常用搭配

1.配生地

清熱涼血，化瘀透邪。用於熱邪入營，身熱不退，發斑發疹，血熱妄行之吐衄。

兩者合用，涼而不滯，透邪外出，對熱入營血諸證用之最宜。

2. 配鮮蘆根

清熱生津，利水。用於感冒發熱、口渴、嘔吐、肺熱咳嗽、痲疹不透、風水熱淋。白茅根入血分，清熱生津，涼血利水，味甘而不膩膈，性寒而不礙胃，利水而不傷陰；鮮蘆根入氣分，清熱生津，清潤不膩，無戀邪之慮。兩藥合用，氣血雙清，對氣血熱熾陰津不足者，最為適用。

3. 配藕節

涼血止血，用於風熱犯肺，肺絡受損，咳嗽，咯血或熱移小腸尿血。兩藥合用，涼血止血力增強，可治風熱犯肺，肺絡受傷之咯血，或熱移小腸之尿血。

4. 配石膏

二藥相須相輔，有較好的清熱除煩、生津止渴之功，且具有清熱不傷陰，益陰不膩味不留邪之優點。臨床宜用於溫病發熱纏綿，日久不退，或溫病後期，餘熱未清心煩口渴，小便短赤等熱邪未盡，陰傷津虧之證。此外，對於夏季傷暑，腠理大開而汗出口渴、煩躁溲黃者，也可酌情用之。

5. 配赤小豆

二藥同用，有涼血通淋之功。本藥之藥力和緩，在治療水腫、腳氣、小便不利、淋閉尿血症中可起輔助作用，現多用於水腫的治療，有一定的療效。

6. 配車前子

白茅根與車前子合用，能起協同作用，有較好的利水通淋、涼血止血之效。故凡水濕內停所致的小便不利、

下肢水腫等症均可選用，尤宜用於濕熱內停或水熱互結所導致的尿少、尿痛及尿血的治療。

人群宜忌 ●━━━━━━━━━━━━━━━

急性發熱性患者煩熱口渴者宜食，急性傳染性黃疸肝炎者宜食，小兒痲疹者宜食。

脾胃虛寒，溲多不渴者忌服。《本草經疏》記載：「因寒發噦，中寒嘔吐，濕痰停飲發熱，並不得服。」《本草從新》記載：「吐血因於虛寒者，非所宜也。」

白茅根忌犯鐵器。切製白茅根忌用水浸泡，以免鉀鹽丟失。

佳品選購 ●━━━━━━━━━━━━━━━

市場上有以同科植物白草的乾燥根莖冒充正品白茅根。這種偽品外觀上與正品白茅根酷似，都呈細長圓柱形，有時具分枝，表面乳白色至黃白色，有縱溝及微隆起的節痕，體輕，質略脆，不易折斷。

唯一的區別是斷面：真品白茅根斷面纖維性，中心黃白色，並有一小孔，其外圍有一輪小孔，如車輪狀，外圈與中心極易剝離；而偽品白草斷面中央有白色髓，有時中空，皮層較窄，無「車輪」狀空隙。

▌白茅根瘦肉湯

【材料】豬肉（瘦）250 克，白茅根 60 克，鹽 3 克。

【**做法**】將白茅根洗淨，切段；豬瘦肉洗淨，切塊。把全部用料一起放入鍋內，加清水適量，武火煮沸後，改文火煮 1 小時。

【**用法**】調味後即可食用。

【**專家箴言**】清熱生津、利濕退黃，適用於急性黃疸型肝炎屬淡熱者，症見面目俱黃，色澤鮮明，小便不利，色如濃茶，飲食減少，亦可用於泌尿系感染而屬濕熱下注者。鮮品的用量以 90～120 克為宜。脾胃虛寒者不宜飲用本湯。

胡蘿蔔茅根瘦肉湯

【**材料**】胡蘿蔔 250 克，甘蔗 150 克，白茅根、豬肉（瘦）各 120 克，鹽 3 克。

【**做法**】胡蘿蔔去皮、蒂，切厚件，用水洗淨；甘蔗去皮，斬段，劈開；白茅根、瘦豬肉用水洗乾淨。將以上全部材料，放入已經煲滾了的水中，用中火煲 3 小時。

【**用法**】加少許鹽調味即可食用。

【**專家箴言**】胡蘿蔔解毒、透疹，甘蔗可以清熱、潤燥，白茅根可清熱、涼血、利尿，加上營養豐富的瘦豬肉，此湯具有清熱利尿、潤燥解毒的作用。

白茅根竹蔗煲豬骨

【**材料**】白茅根（鮮）30 克，竹蔗、豬骨各 100 克，鹽適量。

【**做法**】白茅根洗淨，浸泡；竹蔗洗淨，切段；豬

骨洗淨，一起與生薑放進瓦煲內。加入清水 1200 毫升
（為 5 碗量），武火煲沸後，改為文火煲 2 小時。

【用法】加適量食鹽調味食用。

【專家箴言】白茅根雖性寒涼，但味甚甘，可清熱
涼血，生津止渴。這款藥膳不傷乾燥，又不黏膩，清潤鮮
甜，並能清熱、消滯、生津，是比較適合夏季保健的靚
湯。在暑熱天，出汗較多、口乾口渴、唇乾咽燥、心胸煩
熱、尿短尿黃的人群最適合飲用這款湯。

白茅根甘蔗甜飲

【材料】白茅根 50 克，甘蔗 250 克。

【做法】將甘蔗洗淨切片，白茅根洗淨放入鍋中。
鍋中加水以蓋過藥材為宜，浸泡 10 分鐘後大火煮沸，改
小火煮 20 分鐘，去渣取汁。

【用法】溫服，不拘時限。

【專家箴言】本品清熱生津、消暑止渴，特別適於
暑熱引起的虛火上升，流鼻血或尿少、色深黃等者飲用。

鮮白茅根豬肝湯

【材料】鮮白茅根 100 克，豬肝 150 克，生薑 3
片，生粉、生油、生抽各適量。

【做法】鮮白茅根浸泡，洗淨；豬肝漂洗淨，切為
薄片，用生粉、生油、生抽各 1 小湯匙拌醃均勻片刻。在
瓦煲內加入清水 2000 毫升（約 8 碗量）和鮮白茅根，武火
煮沸後，改為文火煲約 20 分鐘，棄鮮白茅根，並把藥液放

入鐵鑊內，下薑片，再滾沸後下豬肝，滾至剛熟即可。

【用法】調入適量食鹽、少許油便可食用。此量可供 3～4 人用。

【專家箴言】鮮白茅根豬肝湯味道鮮美，清香可口，有清熱、養肝、疏泄之功，且男女老少皆宜。

白茅根雪梨豬肺湯

【材料】鮮白茅根 200 克，雪梨 2 個，豬肺 1 副，陳皮 5 克。

【做法】豬肺洗淨切塊，放入開水中煮 5 分鐘，撈起沖洗乾淨。雪梨去心和核，切塊，白茅根切段。陳皮用水浸軟，與豬肺、雪梨、白茅根一起煲，用文火煲 2 小時即可。

【用法】加適量白糖調味，即可飲用。

【專家箴言】清熱潤肺、化痰止咳、涼血、助消化。用於秋季身體燥熱、流鼻血、咳嗽，或乾咳無痰，或痰中帶血、痰稠黃濃、喉痛、聲音嘶啞、唇舌乾燥、便秘。

茅根銀花茶

【材料】鮮白茅根 40 克，金銀花、冰糖各 20 克。

【做法】在鍋內加 1000 毫升冷水，放入鮮白茅根、金銀花煮沸，去渣，再加冰糖調味即成。

【用法】1 日 1 劑，頻飲。

【專家箴言】本方可清熱解毒、疏咽利喉，對病毒

性感冒、急慢性扁桃腺炎、牙周炎等有良效。

茅根丹皮茶

【材料】鮮白茅根 30 克，丹皮、防風各 10 克。

【做法】以上材料同放入鍋中，加冷水 500 毫升，煮沸，去渣即成。

【用法】1 日 1 劑，早、晚餐前分開飲用。

【專家箴言】本方可清熱涼血、增強機體抗病能力、預防熱感冒。

茅根藕節茶

【材料】鮮白茅根 30 克，藕節 15 克。

【做法】以上材料同放入鍋內，加冷水 500 毫升，煎沸後小火煮 30 分鐘。

【用法】去渣，代茶常飲。

【專家箴言】本方有清熱涼血、止血的功效，可防治因上火所致的鼻衄。

茅根荸薺茶

【材料】荸薺、白茅根各 50 克，白糖適量。

【做法】荸薺、白茅根一起洗淨切碎，放入 500 毫升開水中，煮 20 分鐘，去渣，加適量白糖調味即成。

【用法】1 日 1 劑，分 2 次飲用。

【專家箴言】本方可清熱化痰、生津止渴、潛陽利尿，對上火引起的頭暈、咳嗽、口渴、尿黃有良效。

▌茅根甘蔗胡蘿蔔茶

【材料】鮮白茅根 50 克，甘蔗 500 克，胡蘿蔔 1 根。

【做法】甘蔗切段；胡蘿蔔去皮，切小塊；白茅根洗淨。將 1000 毫升冷水煮沸後，放入上三種材料，大火再煮 20 分鐘，轉小火煲 1～2 小時，去渣，即可飲用。

【用法】每飲 200 毫升，1 日飲 2～3 次。

【專家箴言】本方可清熱解毒、生津止渴、泄火潤肺，尤適於青壯年、兒童飲用。要注意的是，白茅根雖可「滅火」，但其性寒、傷陽氣，不宜久用、大量用。

牡丹皮——清熱涼血退虛熱

性味 性微寒，味苦、辛。

歸經 歸心、肝、腎經。

牡丹皮為芍藥科植物牡丹的乾燥根皮，又名鹿韭、鼠姑、百兩金、吳牡丹、木芍藥、花王、洛陽花、鐵角牛。每年秋季或次年初春，選擇栽培 4～5 年的牡丹採

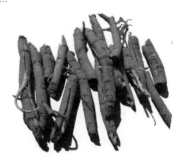

挖，洗淨泥土，刮取根皮，曬乾入藥。刮去外皮的為刮丹皮，又稱粉丹皮；不刮皮的為原丹皮，又稱連丹皮。

牡丹皮生於向陽及土壤肥沃的地方，常栽培於庭園。中國各地多有栽培，主要產於安徽、四川、河南、山

東等地。具有清熱涼血、活血化瘀、退虛熱等功效。

藥材性狀 ●————————————————

　　本品呈筒狀或半筒狀，有縱剖開的裂縫，略向內捲曲或張開，長 5～20 公分，直徑 0.5～1.2 公分，厚 0.1～0.4 公分。

　　外表面灰褐色或黃褐色，有多數橫長皮孔及細根痕，栓皮脫落處粉紅色。內表面淡灰黃色或淺棕色，有明顯的細縱紋，常見發亮的結晶。質硬而脆，易折斷，斷面較平坦，淡粉紅色，粉性。氣芳香，味微苦而澀。

功效作用 ●————————————————

　　牡丹皮善清血又活血，因而有涼血散瘀的功效，使血流暢而不留瘀，血熱清而不妄行，故對血熱熾盛、肝腎火旺及瘀血阻滯等症有良效。

　　用於溫熱病、熱入營血、高熱、舌絳、身發斑疹、血熱妄行、吐血、衄血、尿血以及陰虛發熱等症。牡丹皮清營血之實熱，同時還能治陰虛發熱。清血分實熱，常與鮮生地黃、赤芍等同用；療虛熱，常與大生地黃、知母、青蒿、鱉甲等藥相配伍；治血熱妄行，常與鮮茅根、側柏葉、山梔子等同用。

常用搭配 ●————————————————

　　牡丹皮是重要的配伍藥材。在治療腸癰的大黃牡丹皮湯中、治療發熱出血的犀角地黃湯中、治療婦人症病的

桂枝茯苓丸和六味地黃丸中，牡丹皮都作為配伍藥使用，也是飲片中的常用品。

1. 配地骨皮

牡丹皮性寒，味苦而兼辛，善透泄血中伏熱，涼血而除無汗之骨蒸；地骨皮性寒，味甘而淡，善清陰中虛熱，益陰而退有汗之骨蒸。

二藥合用，可加強退熱除蒸作用，故凡陰虛血熱所致的午後潮熱、兩顴發紅、手足心熱、骨蒸煩躁等，無論有汗無汗，皆可用之。

2. 配生地

二藥相須合用，發揮協同作用以加強藥力，提高療效，使涼血而兼散瘀，既清熱又可寧絡，並有一定的養陰之力。

臨床主要用於溫熱之邪入於營血，出現高熱、舌絳口渴、身發斑疹以及血熱妄行、吐血、衄血等。

3. 配赤芍

二藥皆有涼血清熱、活血散瘀之功，牡丹皮偏瀉心經之火，長於清熱涼血，善治血中結熱；赤芍偏清肝經之火，活血散瘀作用較佳，善治脈中瘀滯。

二藥合用，涼血活血之力倍增，宜用於溫熱病中熱入營血，血熱妄行之吐血、衄血、尿血，月經過多，皮膚發斑等。

4. 配梔子

牡丹皮味苦而微辛，為血中氣藥；梔子性味苦寒，為氣中之血藥，善清氣分鬱火，並有一定的涼血作用，辛

以散結，寒以清熱，入血分而泄血中伏火。二藥合用，一走氣分，一入血分，有氣血兩清之功。

臨床多用其清泄肝熱，對於肝鬱火旺而致的發熱、盜汗或自汗、頭痛目澀、頰赤口乾、月經不調等最為適宜。

5. 配青蒿

二藥都能涼血除蒸，牡丹皮善治血熱有瘀骨蒸，青蒿善透熱伏陰分的邪熱，二藥相合，可用於邪伏陰分的骨蒸發熱。

人群宜忌

血虛有寒，孕婦及月經過多者慎服。

《本經逢原》中曰：「自汗多者勿用，為能走泄津液也。痘疹初起勿用，為其性專散血，不無根腳散闊之慮。」

《得配本草》中曰：「胃氣虛寒，相火衰者，勿用。」

佳品選購

以條粗長、皮厚、粉性足、香氣濃、結晶狀物質多者為佳。

丹皮鱉甲湯

【材料】牡丹皮 12 克，鱉甲 15 克，青蒿 10 克，生地黃 20 克。

【做法】上藥加水煎服。

【用法】每日 1 劑，分早、晚服。

【專家箴言】此方適用於低熱不退。

丹皮芍藥飲

【材料】牡丹皮、芍藥各 12 克，水牛角、生地黃各 30 克。

【做法】上藥加水煎服。

【用法】每日 1 劑，分早、晚 2 次服用。

【專家箴言】可消血熱，治吐血。

橘葉丹皮肝

【材料】橘葉、丹皮各 10 克，羊肝 60 克，精鹽、醬油、味精各適量。

【做法】將前兩味中藥與羊肝加水共煮，肝熟後切片加各調味料。

【用法】佐餐服用。

【專家箴言】疏肝理氣、清熱涼血。

青蒿鱉甲湯

【材料】青蒿、知母各 6 克，鱉甲 15 克，細生地 12 克，牡丹皮 9 克。

【做法】上藥以水 5 杯，煮取 2 杯。青蒿不耐高溫，煎煮時間不宜太長，或用沸水泡服。

【用法】每日 1 劑，分早、晚 2 次服。

【專家箴言】本方出自《瘟病條辨》，有泄陰中之伏火的作用，使火退而陰升。瘟病後期，邪伏陰分證。

犀角地黃湯

【材料】水牛角 30 克，生地黃 24 克，赤芍 12 克，牡丹皮 9 克。

【做法】上藥以水 9 升煮取 3 升。

【用法】每日 1 劑，分 3 次服。

【專家箴言】本方出自《備急千金要方》，主治熱入血分證和熱傷血絡證。

牡丹散

【材料】牡丹皮 50 克，乾漆（炒）100 克，蘇木、蓬莪朮（炮）、鬼箭各 0.5 克，甘草（半鹽湯炙、半生）、當歸、桂心、芍藥、延胡索（炒）、陳皮（去白）、紅花、烏藥、沒藥（另研令細）各 50 克。

【做法】上藥共為末，每服 10 克，水 1 盞煎至 7 分。

【用法】不拘時隨服。

【專家箴言】治血虛、勞倦、五心煩熱、肢體疼痛、頭目昏重、口燥咽乾。

柴芍丹皮燉瘦肉

【材料】柴胡、牡丹皮各 6 克，白芍藥 10 克，瘦豬肉 30 克，精鹽適量。

【做法】柴胡、牡丹皮、白芍藥洗淨與瘦豬肉共

燉，至肉爛熟，加精鹽適量。

【用法】飲湯食肉。

【專家箴言】疏肝解鬱、柔肝清熱。

薺菜——野菜美味又清熱

性味 性平、涼，味甘。

歸經 入肝、肺、脾、心經。

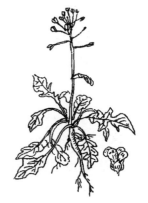

薺菜又稱護生草、芊菜、淨腸草、地米菜、地菜、雞心菜、雞腳菜、薊菜、菱角菜，為十字花科植物的幼嫩葉，是深受人們喜愛的一種野菜。

薺菜起源於歐洲，目前在世界各地都很常見。其拉丁種名來自拉丁語，意思是「小盒子」「牧人的錢包」，是形容它的蒴果形狀像牧人的錢包。英語名稱就是「牧人的錢包」。

薺菜的種子、葉和根都可以食用，其營養價值很高，食用方法多種多樣，也具有很高的藥用價值。早在公元前 300 年，中國就有採食薺菜的記載。

藥材性狀

薺菜根白色。莖直立，單一或基部分枝。一年生或二年生草本，高 15～40 公分，稍有分枝毛或單毛。基生

葉叢生，有柄，大頭羽狀分裂，裂片常有缺刻；莖生葉狹披針形，長 1～2 公分，寬約 0.2 公分，基部耳狀抱莖，邊緣有缺刻或鋸齒。

功效作用

薺菜的藥用價值很高，全株入藥，具有明目、清涼、解熱、利尿、治痢等藥效。其花與籽可以止血，治療血尿、腎炎、高血壓、咯血、痢疾、痲疹、頭昏目痛等症。薺菜種子含油 20%～30%，可用於製皂或油漆。薺菜耐寒，冬季保護栽培較容易，對於供應冬季綠葉蔬菜有一定作用。

陽春三月，正是挖薺菜的好時候。在田野、路旁、庭院，到處可以見到野生的薺菜。薺菜雖是野菜，卻含有豐富的營養成分。

它的蛋白質含量每公斤為 42.4 克，在葉菜、瓜果類蔬菜中數一數二；它的胡蘿蔔素含量與胡蘿蔔不相上下；維生素 C 的含量遠遠高於柑橘，而且它還富含各種無機鹽，因此薺菜越來越受到人們的喜愛。

常用搭配

1. 配豆腐

薺菜與豆腐一起燉湯，白綠相映，鮮嫩味美，具有補虛益氣、健腦益智、清熱降壓的功效。

2. 配雞肉

薺菜和雞肉搭配食用可取得滋陰補氣、減肥美容的

功效，同時薺菜中的膳食纖維還能抑制人體對雞肉脂肪的
吸收。

3. 配石榴皮

石榴皮有澀腸止瀉的功效，與薺菜煮粥食用，可治
療急、慢性胃腸炎和急性腹瀉。

4. 配雞蛋

薺菜與雞蛋（去掉蛋黃）煎著吃，能清肝、明目，
並可補益脾胃。

人群宜忌 ●────────────────

一般人群均可食用。尤適宜消化不良、體質衰弱的
中老年人。

便溏者慎食。

佳品選購 ●────────────────

要挑選不帶花的薺菜，這樣才比較鮮嫩、好吃。薺
菜根部的藥用價值最高，製作食療方時，不應摘除。

拌薺菜

【材料】薺菜 500 克，熟芝麻、熟胡蘿蔔各 50 克，
豆乾、冬筍各 25 克，鹽、糖、味精、麻油各適量。

【做法】將薺菜洗淨，放入沸水中燙至顏色碧綠，
撈出瀝乾，切細末。將豆乾、冬筍、熟胡蘿蔔切細末，共
放盤中，撒上芝麻，加入鹽、糖、味精，淋上麻油，拌勻
即成。

【用法】佐餐食用。

【專家箴言】此菜芳香爽口，營養豐富。可作為心火血熱所致的目赤腫痛、吐血等病症患者的食療菜餚。

薺菜餅

【材料】薺菜、白麵粉各 250 克，雞蛋 1 個，鹽 10 克，沙拉油 25 毫升。

【做法】把薺菜摘去黃葉和老葉。鍋內燒開水，把洗淨的薺菜放入鍋內焯一下。焯好的薺菜撈出瀝去水，然後把薺菜剁碎置於碗中，加入鹽和雞蛋攪拌均勻，再把麵粉放入碗內攪拌均勻成糊。平底鍋置火上，加入少許沙拉油，油六成熱時倒入少許麵糊並攤薄。在烙製的過程中，最好蓋上蓋子，這樣便於烙熟，並且可以只烙一面即可。把烙好的餅擺盤即成。

【用法】佐餐食用。

【專家箴言】愛流鼻血或是經常牙齦出血的人，平時可以多吃點薺菜。

薺菜餃子

【材料】小麥麵粉 500 克，薺菜 600 克，蝦皮 50 克，鹽、醬油各 5 克，味精 3 克，蔥花、麻油各 10 克，植物油 30 毫升。

【做法】先將薺菜擇去雜質，用清水洗淨，撈出切碎，放入盆中。薺菜盆中加入蝦皮、精鹽、味精、醬油、蔥花、素油、麻油，拌勻成餡。把麵粉用水和成軟硬適度

的麵糰，揉勻，再搓成長條，切成小面劑，擀成餃子皮，後包餡捏成生餃子。將餃子下入沸水鍋內煮熟，撈出，裝入碗內。

【用法】蘸上調料，即可食用。

【專家箴言】可寬腸通便。

红參——大補的泄火藥

性味 性溫，味甘、微苦。

歸經 歸脾、肺、心經。

本品為五加科植物人參的栽培品（習稱圓參）經蒸製後的乾燥根。秋季採挖，洗淨，蒸製後，乾燥而成。紅參是參的熟用品，其經過浸潤、清洗、分選、蒸製、晾曬、烘乾等工序加工而成。

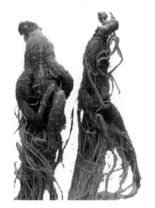

紅參在蒸製過程中，因為熱處理導致成分上發生變化。乾燥後的紅參顏色紅潤，氣味濃香。紅參較白參相比，組織緻密、堅固、儲藏性良好。

藥材性狀

紅參主根呈紡錘形或圓柱形，長 3～10 公分，直徑 1～2 公分。表面半透明，紅棕色，偶有不透明的暗黃褐色斑塊，具縱溝、皺紋及細根痕，上部有斷續的不明顯環

紋;下部有 2～3 條扭曲交叉的支根,並帶彎曲的鬚根或僅具鬚根殘跡。根莖(蘆頭)長 1～2 公分,上有數個凹窩狀莖痕(蘆碗),有的帶有 1～2 條完整或折斷的不定根。質硬而脆,斷面平坦,角質樣。

功效作用

《珍珠囊》裡關於紅參的記載中提到:「養血,補胃氣,泄心火。」紅參還具有補氣、滋陰、益血、生津、強心、健胃、鎮靜等功效。這些作用紅參與白參沒有嚴格的區別,但在補虛方面,一般認為紅參強於白參。久服紅參可以提高人體免疫力、抗疲勞、抗輻射、抑制腫瘤、調節人體內分泌系統。醫學上治療虛脫或強補多用紅參。

在使用紅參的時候,還要注意它的副作用。紅參對神經系統具有興奮作用,能增快衝動傳導,增加條件反射強度。成人服人參根粉,每日服 0.3 克以上,連續服用,可發生失眠、抑鬱、體重減輕等毒性反應。

大劑量服用時,血糖明顯降低,心臟收縮力受抑制,其作用特點與強心苷相似;還可導致血壓下降,呼吸麻痺,骨骼肌麻痺等,故服用人參應掌握用藥原則,辨證施藥,辨虛論補,切忌盲目濫用。

常用搭配

人參種類和加工方法不同,產生的作用也有一定差異,按藥性分偏熱性、溫性和涼性三類。必須根據個人的體質和需要選用。比如:氣虛兼有陽虛的四肢逆冷、畏寒

症狀，以及婦女崩漏失血過多，或者手術後，宜選用朝鮮紅參（又名高麗參、別直參）、吉林紅參、日本紅參和紅參鬚等偏熱性的人參；氣虛而有口渴喉乾、津液不足、大便秘結、舌質偏紅者，宜選用偏涼性的生曬參、皮尾參和白參鬚等。

人群宜忌

常感頭暈眼花、氣喘無力者適宜服用。

心臟病患者在服用前，最好諮詢醫師的意見。

夏季更適宜服用紅參。

佳品選購

品質上乘的紅色，表面多為紅棕色或深紅色，略似綢緞面，有光澤，略透明。皮層縱紋細膩，參體下部有橫環紋理，中下部有縱紋和少數淺溝，有的參體殘存黃色皮。

紅參酒

【材料】紅參、麥冬、五味子、熟地黃各 50 克，當歸、淫羊藿各 75 克，白酒（50 度）2500 毫升。

【做法】紅參、麥冬、當歸、淫羊藿、五味子、熟地黃置入淨器中，用白酒浸泡，密封 7 日後即可。

【用法】隨餐飲用，不可過量。

【專家箴言】對頭目眩暈等症有效。

烏鳳紅參飲

【材料】烏骨雞 1 隻，紅參 6 克，西洋參 2 克，生薑 2 片，蔥 1 根，鹽適量，料酒 50 毫升，麻油數滴。

【做法】烏骨雞除去內臟、尾腺和腳爪，用沸水汆去血穢，裝入燉盅。加入紅參、西洋參、生薑、蔥、料酒、鹽，加入約七成滿的沸水，隔水燉約 1 小時，至雞肉熟爛為止。

【用法】食用時先除去蔥薑，再滴入麻油。

【專家箴言】補益元氣，強身健體，提高免疫力，增強抵抗力。

紅參冬菇燉雞脯

【材料】雞脯肉 300 克，紅參 10 克，乾香菇 20 克，枸杞子 30 克，淮山藥 15 克，黨參 1 條，北耆 1 片，薑 5 片，料酒 2 茶匙，鹽適量。

【做法】將雞脯肉用滾水汆過，將紅參、冬菇、枸杞子、淮山藥、黨參、北耆洗淨。

將準備好的材料放入燉盅內，再放入薑、料酒，注滿滾水，隔水慢火燉 6 小時。

【用法】加適量鹽調味即可食用。

【專家箴言】補氣、養血、清心、提高免疫力。

紅參瘦肉湯

【材料】紅參 15 克，豬瘦肉 100 克，食鹽適量。

【做法】豬瘦肉洗淨，晾乾，用力剁為肉泥狀，與

紅參一起放進燉盅內，加入冷開水 250 毫升（約 1 碗量），加蓋隔水燉約 3 小時便可。

【用法】進飲時方調入適量的食鹽，此量可供 1 人用。

【專家箴言】補氣、安神、益腦力、養心脾，尤為冬季中老年人的養生湯飲。

龍眼蜜棗紅參湯

【材料】蜜棗 50 克，龍眼肉 40 克，紅參 10 克，水 500 毫升。

【做法】用水浸泡蜜棗及龍眼肉；把水及所有材料加進湯鍋，煮沸後將火調至中火再煮 1 小時即可。

【用法】代茶飲。

【專家箴言】補益中氣，清心火。

栀子──清三焦火邪

性味 性寒，味苦。

歸經 歸心、肺、三焦經。

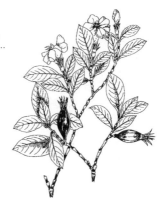

栀子又叫作黃栀子、山枝子、大紅栀、木丹、鮮支，為茜草科植物栀子的果實。產於中國大部分地區，其中河南省唐河縣獲得栀子「國家原產地地理標誌認證」，為全國最大

的梔子生產基地，有「中國梔子之鄉」的美譽。梔子常生
於海拔 10～1500 公尺處的曠野、丘陵、山谷、山坡、溪
邊的灌叢或林中。

梔子在古代是一種應用廣泛的染料，梔子的果實中
含有酮物質梔子黃素，還有藏紅花素等，用於染黃的物質
為藏紅花酸。《漢官儀》中記載：「染園出梔、茜，供染
御服。」說明當時染最高級的服裝用梔子。

古代用酸來控制梔子染黃的深淺，欲得深黃色，則
增加染中醋的用量。用梔子浸液可以直接把織物染成鮮豔
的黃色，工藝簡單，馬王堆漢墓出土的黃色染織品就是以
梔子染色獲得的。

但梔子染黃的織品耐日曬的能力較差，因此自宋以
後黃色染料被槐花部分取代。

藥材性狀

乾燥果實長橢圓形或橢圓形，長 1～4.5 公分，粗
0.6～2 公分。表面深紅色或紅黃色，具有 5～8 條縱棱。
頂端殘存萼片，另一端稍尖，有果柄痕。果皮薄而脆，內
表面紅黃色，有光澤，具 2～3 條隆起的假隔膜，內有多
數種子，黏結成團。種子扁圓形，深紅色或紅黃色，密具
細小疣狀突起。浸入水中，可使水染成鮮黃色。氣微，味
淡微酸。

功效作用

梔子的果實是傳統中藥，屬衛生部頒佈的第一批藥

食兩用資源，具有護肝、利膽、降壓、鎮靜、止血、消腫等作用。

中醫認為，梔子苦寒清降，能清瀉三焦火邪、泄心火而除煩。梔子的果實和根都可以入藥。果實有泄火除煩、清熱利尿、涼血解毒的功效，用於熱病心煩，黃疸尿赤，血淋澀痛，血熱吐衄，目赤腫痛，火毒瘡瘍；外治扭挫傷痛。梔子根能泄火解毒、清熱利濕、涼血散瘀，用於傳染性肝炎、跌打損傷、風火牙痛。

常用搭配

梔子善泄火泄熱而除煩。在外感熱病的氣分症初期，見有發熱、胸悶、心煩等症，可用梔子配合豆豉，以透邪泄熱、除煩解鬱。

如屬一切實熱火症而見高熱煩躁、神昏譫語等症，可用本品配黃連等泄火而清邪熱。

梔子又有涼血止血、清熱解毒的作用，用治血熱妄行，常與生地黃、側柏葉、牡丹皮等配伍；治目赤腫痛，可與菊花、石決明等配伍；治瘡瘍腫毒，可與黃連、銀花、連翹等同用。

本品又能泄熱利濕，可用於濕熱鬱積所致的黃疸、面目皮膚發黃、疲倦、飲食減少等症，常與黃蘗、茵陳蒿等同用。又用生梔子研末，與麵粉、黃酒調服，有消腫活絡的作用，可用於跌仆損傷、扭挫傷、皮膚青腫疼痛等症，為民間常用的「吊筋藥」，尤其適用於四肢關節附近的肌肉、肌腱損傷。

人群宜忌

脾虛便溏者忌服。

《本草匯言》：「吐血衄血，非陽火暴發者忌之。」

佳品選購

以個小、完整、仁飽滿、內外色紅者為佳。

個大、外皮棕黃色、仁較癟、色紅黃者質次。

涼拌梔子花

【材料】梔子花 500 克，蔥花、薑絲、麻油、老醋、食鹽、味精各適量。

【做法】將梔子花去雜洗淨，放入沸水中煮一沸，撈出瀝水，晾涼，用筷子抓鬆，置於潔白的瓷盤中，撒上蔥花、薑絲，澆入麻油、老醋，酌放食鹽、味精，攪拌均勻即可。

【用法】佐餐食用。

【專家箴言】此菜清香鮮嫩，具有清熱涼血、解毒止痢的功效。

梔子蛋花

【材料】梔子花 200 克，雞蛋 3 枚，蔥花、薑絲、鹽、味精、油各適量。

【做法】梔子花去雜洗淨，放入沸水中稍焯，切成碎末；雞蛋磕入碗中，打勻；將梔子花放入雞蛋中，攪拌

均勻。鍋中加油，燒至八成熱，倒入梔子花蛋液，炸熟，撒上蔥花、薑絲，加入食鹽、味精，炒勻即可。

【用法】佐餐食用。

【專家箴言】此菜清香脆嫩，具有清熱養胃、寬腸利氣的功效，適用於胃熱口臭、牙齦腫痛、大便不暢等上火導致的病症。

梔子雞骨草湯

【材料】梔子 20 克，雞骨草、田基黃各 50 克。

【做法】水煎服。

【用法】分 3 次服，每日 1 劑。

【專家箴言】本方出自《廣西中草藥》，適用於濕熱黃疸。

梔子木香白朮湯

【材料】梔子 25 克，木香 7.5 克，白朮 12 克。

【做法】上藥細切，水煎服。

【用法】分 2 次服，每日 1 劑。

【專家箴言】本方出自《丹溪心法》，對熱水腫有效。

西瓜皮──既是水果也是藥

性味　味甘，性寒。

歸經　歸心、胃、膀胱經。

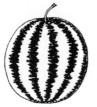

西瓜含有大量水分，是人們夏天常吃的水果之一。一般情況下，吃完西瓜，人們會把西瓜皮丟掉，殊不知，西瓜皮也是味好中藥。

俗話說，「10 斤西瓜 3 斤皮」，棄之真是可惜。事實上，西瓜皮的清熱解暑功效比西瓜瓤更好。西瓜皮除含豐富的維生素和煙酸外，還含有多種有機酸及鈣、磷、鐵等礦物質。

把西瓜皮曬乾後，其綠色的最表層在中醫上叫「西瓜翠衣」。西瓜皮具有清熱解暑、泄火除煩、降低血壓等功效，對貧血、咽喉乾燥、唇裂、膀胱炎、肝腹水、腎炎均有一定療效。

《本草綱目》認為，它味甘、性涼、無毒，常用來治療口乾口渴、咽喉乾燥疼痛、瘡瘍紅腫等。

藥材性狀

乾燥的西瓜皮，薄而捲曲，成筒狀或不規則形，大小不一，外表黃綠色至黑棕色；內表面有網狀的維管束線紋。質脆，易折碎。

除去外層青皮者，呈不規則的條塊狀，皺縮而常捲曲，表面灰黃色，有明顯皺紋及網狀維管束。氣微，味淡。

功效作用

《本草述錄》中記載：西瓜皮「清金除煩，利水通淋，滌胸膈躁煩，泄膀胱熱澀，治天行火癍、風瘟、熱證最佳之品，脾胃濕熱取汁熱服」。

中醫認為，痱子是由於盛夏時節，暑熱挾濕，蘊結肌膚，導致毛竅鬱塞所致，而西瓜皮具有清熱、解毒、利濕的作用。因此，無論是外用還是內服，對防治痱子都有一定的效果。

常用搭配

西瓜皮可以單用，也可與西瓜、梨、葡萄等其他清熱的水果一起搭配食用，也常與白茅根、茯苓、冬瓜皮等合用，可以增強清熱利尿的功效。西瓜皮可以直接食用，也可以煎汁、榨汁，或涼拌、做湯。

人群宜忌

一般人群均可食用。

中寒濕盛者忌食。

佳品選購

以乾燥、皮薄，外面青綠色、內面近白色者為佳。

西瓜荷葉湯

【材料】鮮扁豆、鮮蛇舌草各 50 克，鮮荷葉 60克，海蜇 200 克，西瓜皮 500 克，絲瓜 250 克。

【做法】上藥洗淨切塊，共入砂鍋，武火煮沸後，改文火煲 1 小時，調味後飲湯吃海蜇。

【用法】每天 1 劑。

【專家箴言】適用於暑熱傷肺、身熱口渴、乾咳無痰或便秘。

瓜皮大棗湯

【材料】新鮮西瓜皮 100 克，大棗 10 枚。

【做法】加水共煎湯。

【用法】不拘次數，每日代茶飲。

【專家箴言】有健脾消暑的功效。

瓜皮綠豆湯

【材料】綠豆 100 克，西瓜皮 500 克。

【做法】綠豆加水 1500 毫升，煮湯，沸後 10 分鐘去綠豆，將洗淨的西瓜皮放入再煮，煮沸後冷卻。

【用法】飲湯，1 日數次。

【專家箴言】方中綠豆甘涼，可消腫下氣、清熱解毒；西瓜皮甘寒，可清熱解暑、除煩止渴。

瓜皮銀花茶

【材料】西瓜皮、金銀花各 15 克，太子參 9 克，扁豆花、薄荷（後下）各 6 克，鮮荷葉半張。

【做法】加水煎服。

【用法】代茶飲，不拘次數。

【專家箴言】治小兒夏季熱。

清絡飲

【材料】鮮荷葉 20 克，鮮銀花、扁豆花各 6 克，西瓜皮、絲瓜皮、鮮竹葉各 50 克。

【做法】上藥加水 2 大杯，煮取 1 杯，每日 2 次。

【專家箴言】本方出自治《溫病條辨》，治手太陰暑溫，發汗後，暑證悉減，但頭微脹，餘邪不解者。

二皮消暑飲

【材料】冬瓜皮、西瓜皮各 10 克（鮮品各 30～50 克）。

【做法】二者放入砂鍋，加適量清水，大火煮沸，小火熬煮 15 分鐘即成。

【用法】代茶飲。

【專家箴言】具有清熱消暑、生津止渴的功效。適合夏季保健飲用。

涼拌西瓜皮

【材料】西瓜皮 200 克，香蔥、麻油、白糖、鹽、雞精適量。

【做法】將西瓜去瓤、去表皮，洗淨，切成條，香蔥洗淨切成末。取一器皿，放入西瓜條、麻油、香蔥、白糖、鹽、雞精攪拌均勻。

【用法】佐餐食用。

【專家箴言】這是一道清涼爽口且清心去火、利尿消腫的保健食療品，夏季可常食用。

西瓜皮茶

【材料】西瓜皮 500 克。

【做法】西瓜皮洗淨，切成絲。放入茶杯中，用開水沖泡即可飲用。

【用法】代茶頻飲。

【專家箴言】適合濕熱內蘊所致的煩渴、尿少等。

西洋參——適宜夏季清補

性味 性涼，味甘、微苦。

歸經 歸肺、心、腎、脾經。

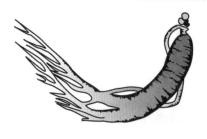

西洋參是人參的一種。美國舊稱為花旗國，花旗參由此得名，又稱西洋參、野山泡參、廣東人參，為粉光參的一種。

原產於美國北部到加拿大南部一帶，以威斯康辛州為主。通常按產地分成（一般所稱的）西洋參與加拿大參，兩者雖然同種，但因為氣候影響，前者的參面橫紋比後者更明顯，有效成分含量也較高。服用後有提神的效果，可用來作為日常保健用的食品。

西洋參最簡單的服用方法是含服或當茶飲用。可於早飯前或晚飯後取 2～3 克西洋參片含於口中，細細咀嚼。或者取西洋參切片或參鬚 3 克，用沸水沖泡，燜約 5 分鐘，當茶頻飲，可反覆飲至無味，然後將參片或參鬚嚼服。此外，用西洋參煲湯也是很好的吃法，比如做個清暑益氣的西洋參冬瓜老鴨湯。要注意的是，服用西洋參期間最好不要喝茶和吃蘿蔔，以免影響藥效。

藥材性狀

本品呈圓柱形而呈紡錘狀，長 2～6 公分，粗 0.5～1 公分，外表現細橫紋及不規則的縱皺，頂端的細紋較密而呈環狀。折斷面平坦，淡黃色，有暗色形成層環，並散有多數紅棕色樹脂管及細管。由於加工不同，一般分為粉光西洋參及原皮西洋參兩類，每類又因野生和栽培而有不同。

粉光西洋參野生者形較小，或有分歧，色白而光，外表橫紋細密。體輕，氣香而濃，味微甜帶苦。栽培者，皮色白，細紋不及野生者緊密。體重，質堅而味淡。

原皮西洋參野生者形粗如大拇指，或較小。外表土黃色，橫紋色黑而細密，內部黃白色，體質輕鬆，氣香味濃，品質優良。栽培者，形與野生者相似，但外皮淡黃，皮細，橫紋不黑而較疏。體質結實而沉重，味較淡。

功效作用

西洋參能補氣養陰、清熱、生津，常用於體虛陰

虧、內熱、喘咳痰血、虛熱煩躁、口燥咽乾。其中所含的皂甙可以有效增強中樞神經，達到靜心凝神、消除疲勞、增強記憶力等作用，適用於失眠、煩躁、記憶力衰退及老年痴呆等症。

情緒不好愛發火、口乾舌燥食慾差、渾身沒勁總犯困，很多白領一族都會因為夏季來臨而出現上述種種不適。專家建議吃點西洋參來「防火」。

與其他參類不同，西洋參是一種「清涼」參，具有滋陰補氣、生津止渴、除煩躁、清虛火、扶正氣、抗疲勞的功效，很適合夏季清補。

常用搭配

1. 配蟲草花

西洋參、蟲草搭配一起使用，可消除疲勞、提神補氣。同時對增強和調節人體免疫功能、提高人體抗病能力有一定的作用。

2. 配石斛

西洋參、石斛搭配一起使用，有生津、滋陰清熱等功效，適合菸酒過度等人群，用於調節肝胃、增強食慾、補氣提神、抗疲勞。

3. 配黃耆

西洋參跟黃耆都有補氣益氣的作用。適用於氣陰兩虛及抵抗力低的人群，可增強人體各項功能，少受病毒侵犯，預防感冒。

4. 配麥冬

麥冬與西洋參搭配，可增強養陰生津之功。用於熱病氣陰兩傷、煩熱口渴，或老人氣陰虛少、咽乾口燥、津液不足、舌乾少苔。

5. 配枸杞子

西洋參與枸杞子為伍可補肝腎，用於治療肝腎陰虧、腰膝痠軟、頭目眩暈、虛勞咳嗽、遺精，也有調節血糖的作用。枸杞子稍有熱性，而西洋參稍稍有涼性，正好相抵消，所以在飲用的過程中，不會出現寒涼的偏性。

人群宜忌

中陽衰微，胃有寒濕者忌服。

適宜陰虛胃痛者食用。

佳品選購

以條勻、質硬、體輕、表面橫紋緊密、氣清香、味濃者為佳。一般又以野生者為上品，栽培者次之。

西洋參酒

【材料】西洋參 50 克，米酒 500 毫升。

【做法】西洋參入瓶內，用酒浸泡 6 天。

【用法】每次空腹飲 1 杯，每日 2 次。

【專家箴言】本方可養陰清熱。適用於咳喘痰血、陰虛火旺、氣陰兩傷、煩倦口渴、津液不足。

西洋參粥

【材料】西洋參 8 克，淡竹葉 5 克，麥冬 10 克，粳米 30 克。

【做法】麥冬、淡竹葉煎湯，去渣取汁，同粳米煮粥；粥快熟時，加西洋參切片，煮到粥熟。

【用法】溫熱服用。

【專家箴言】適用於氣陰不足，有虛熱煩渴、乏力氣短等症。

參蓮大棗粥

【材料】西洋參 3 克，蓮子肉 15 克，紅棗 5 枚，粳米 100 克。

【做法】西洋參切片洗淨，蓮子肉、紅棗、粳米分別洗淨，所有用料一同放入砂鍋，加適量清水，大火煮沸，小火熬煮至成粥。

【用法】溫熱食用，每日 1 劑。

【專家箴言】此粥具有益氣養陰、安神除煩的功效，尤其適用於有乏力、失眠、心悸等不適的人群服用，或是夏天保健食用。

洋參杏仁川貝燉瘦肉

【材料】西洋參、川貝（打碎）各 3 克，杏仁 10 克，豬瘦肉 150 克，生薑 2 片，精鹽適量。

【做法】豬瘦肉洗淨切塊，焯去血水，與洗淨的西洋參、杏仁、川貝、生薑一同放入燉盅內，加適量清水，

隔水燉煮 2 小時，加入精鹽即可食用。

【用法】溫熱食用。

【專家箴言】此方益氣養陰、止咳化痰，尤其適用於氣陰兩虛的咳喘患者或是咳嗽日久，伴有乏力、氣短、乾咳少痰等不適的人群食用。

西洋參三七山楂茶

【材料】西洋參 1 克，三七 2 克，山楂 5 克。

【做法】上述用料一同放入砂鍋，加適量清水，大火煮沸，小火煎煮 20 分鐘即成。

【用法】每日 1 劑，代茶頻飲。

【專家箴言】此茶益氣生津、活血降脂，適用於心血管疾病患者或脂肪肝、高血脂症、糖尿病等人群食用。

洋參淮杞雞肉湯

【材料】西洋參 3 克，淮山藥 20 克，枸杞子 10 克，雞肉 400 克，生薑 3 片。

【做法】雞肉洗淨切塊，與淮山藥、枸杞子、生薑等用料一同放入砂鍋，大火煮沸，撇去浮沫，小火熬煮 1 小時即可食用。

【用法】溫熱服用。

【專家箴言】適用於補氣養陰、生津和夏季保健食用，或是氣血不足見有乏力、咽乾、失眠等症狀的人群食用。

第 六 章

去心火──涼血解毒

綠豆──解毒清熱

性味 性寒，味甘。

歸經 歸心、胃經。

綠豆又名青小豆，
因其顏色青綠而得名，
在中國已有兩千餘年的
栽培史。綠豆清熱之功
在皮，解毒之功在肉。
綠豆種皮的顏色主要有

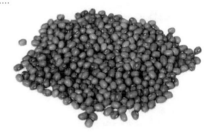

青綠、黃綠、墨綠三大類，種皮分有光澤（明綠）和無光
澤（暗綠）兩種。以色濃綠而富有光澤、粒大整齊、形
圓、煮之易酥者品質最好。

綠豆中的多種維生素和鈣、磷、鐵等礦物質都比粳
米多，故它不但具有良好的食用價值，還具有非常好的藥
用價值，有「濟世之良穀」的說法。在炎炎夏日，綠豆湯
更是老百姓最喜歡的消暑飲料。

《本草綱目》稱：「綠豆，消腫治痘之功雖同於赤
豆，而壓熱解毒之力過之。且益氣、厚腸胃、通經脈，無

久服枯人之忌。外科治癰疽，有內托護心散，極言其
效。」綠豆還可「解金石、砒霜、草木一切諸毒」。

藥材性狀 •————————————————————

種子呈短矩圓形，長 4～6 公分，表面為綠黃色、暗
綠色、綠棕色，光滑而有光澤。種臍位於種子的一側，白
色，條形，約為種子長的 1/2。種皮薄而堅韌，剝離後露
出淡黃綠色或黃白色 2 片肥厚的子葉。氣微，嚼之具豆腥
氣。

功效作用 •————————————————————

中醫認為，綠豆可消腫通氣，清熱解毒。將生綠豆
研碎絞成汁水吞服，可醫治丹毒，煩熱風疹，藥石發動，
熱氣奔騰，補腸胃。

用綠豆做枕頭，使眼睛清亮。可治傷風頭痛，消除
嘔吐。經常吃，補益元氣，和調五臟，安神，通行十二經
脈，除皮屑，滋潤皮膚，煮汁湯可解渴，解一切藥草、金
石之毒。

綠豆消腫治痘的功用雖然和赤豆一樣，但清熱解毒
的作用卻超過了赤豆。而且綠豆補元氣、厚腸胃、通經
脈，長期服用也不會使人枯瘦。

夏天或在高溫環境工作的人出汗多，水液損失很
大，鉀的流失最多，體內的電解質平衡遭到破壞。用綠豆
煮湯來補充是最理想的方法，能夠清暑益氣、止渴利尿，
不僅能補充水分，而且還能及時補充無機鹽，對維持水液

電解質平衡有著重要意義。

常用搭配

1. 配大米

綠豆含澱粉、纖維素、蛋白質、多種維生素、礦物質。在中醫食療上，綠豆具清熱解暑、利水消腫、潤喉止渴等功效，與大米煮成粥後，清潤的口感利於食慾不佳者或老年人食用。

2. 配南瓜

南瓜有補中益氣的功效，並且富含維生素，是一種高纖維食物，能降低糖尿病患者的血糖。

綠豆有清熱解毒、生津止渴的作用，與南瓜同煮有很好的保健作用。

3. 配黑木耳

兩者搭配，可清熱涼血、潤肺生津、益氣除煩，適宜暑熱症、高血壓患者。

4. 配蓮藕

蓮藕具有滋陰養血、補五臟之虛、強壯筋骨、消除煩渴、清熱潤肺的功效，綠豆和蓮藕同食，可以起到很好的補血養血、生津、消除水腫的作用。

5. 配竹葉

綠豆本身具有降暑散熱的功效。竹葉是藥食兩用食材，清香透心，可清熱除煩，治療熱病煩渴等。因此，綠豆和竹葉搭配，對於因暑熱感冒出現的發熱、咳嗽等症狀都有良好的療效。

人群宜忌

綠豆適宜暑熱天氣或煩躁悶亂、咽乾口渴時服用。

體陽虛、脾胃虛寒、泄瀉者慎食。

佳品選購

以粒大、飽滿、色綠者為佳。優質綠豆外皮呈蠟質，顆粒飽滿，均勻，很少有破碎，無蟲，不含雜質。劣質的綠豆色澤黯淡，顆粒大小不均，飽滿度差，破碎多，有蟲，有雜質等。

綠豆粥

【材料】綠豆 50 克，粳米 250 克，冰糖汁 3 大匙。

【做法】先將綠豆、粳米淘洗乾淨，備用。鋁鍋中加適量水，先用大火燒開，再改用小火煎煮至粥熟，加入冰糖汁調勻即可食用。

【用法】趁溫熱服用。

【專家箴言】清熱消暑，是夏季常見膳食。

綠豆海帶粥

【材料】綠豆 60 克，海帶（鮮）200 克，大米 30 克，陳皮 6 克，紅糖 50 克。

【做法】海帶洗淨切絲，用開水稍燙，撈出，控水；大米、綠豆、陳皮分別洗淨。將綠豆、海帶、大米、陳皮一起加入 1000 毫升清水的鍋內中，大火燒開後改小火煮至粥爛，調入紅糖即可。

【用法】溫熱食用。

【專家箴言】海帶含有豐富的膳食纖維，與綠豆同食能清腸胃。

解暑湯

【材料】綠豆 200 克，白糖適量。

【做法】綠豆淘淨，下鍋加水，大火燒開即關火，取湯後等冷至色碧食之。如長時間煮則色濁，不堪食矣。

【用法】加糖調味，代茶頻飲。

【專家箴言】本方出自《遵生八箋》，是夏季解暑的常用方。

綠豆汁

【材料】綠豆 200 克。

【做法】淨淘，用水 10 升，煮爛研細，澄濾取汁。

【用法】早、晚餐前各服 1 小盞。

【專家箴言】本方出自《聖濟總錄》，可治消渴。

薄荷連翹方

【材料】金銀花 30 克，連翹、生地各 15 克，牛蒡子、知母各 9 克，鮮竹葉 6 克，薄荷、綠豆衣各 3 克。

【做法】上藥加水共煎。

【用法】每日 1 劑，分早、晚服。

【專家箴言】有祛風清熱的功效，主治風熱牙痛，症見牙齒作痛，牙齦腫脹，不能咀嚼，腮腫而熱，患處得

涼則痛減以及口渴、舌尖紅、苔白乾、脈浮數。

▌菊花綠豆茶

【材料】菊花、檸檬各 10 克，綠豆沙 30 克，蜂蜜少許。

【做法】將菊花放入水中煮沸，再將榨好的檸檬汁和綠豆沙注入菊花水中攪拌，放入少量蜂蜜即可飲用。

【用法】代茶頻飲。

【專家箴言】本方有排毒養顏的功效，可使肌膚光潔，是去痘的妙方。

▌綠豆百合粥

【材料】綠豆 100 克，百合（乾）20 克，大米 10 克，冰糖 20 克。

【做法】綠豆洗淨去雜質；百合洗淨掰瓣；大米淘洗乾淨；冰糖打碎。把綠豆、大米放入鍋內，加水 500 毫升，用旺火燒沸，加入百合，文火燉 1 小時，加入冰糖溶化即成。

【用法】溫熱服用。

【專家箴言】綠豆是夏令飲食中的上品，能清熱消暑、利尿解毒；百合有清心潤肺、安神去燥的作用。綠豆與百合搭配在一起煮就成了綠豆百合粥。味甜，甘涼清潤，主入心肺，長於清肺潤燥止咳，清心安神定驚，為肺燥咳嗽、虛煩不安者所常用，是夏季的良飲。

赤小豆──清心火，解熱毒

性味　性平，味甘、酸。
歸經　歸心、小腸經。

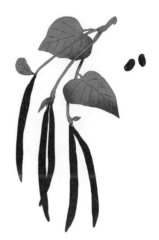

赤小豆又叫野赤豆、紅飯豆、米赤豆、赤豆，為豆科植物赤小豆或赤豆的乾燥成熟種子。秋季果實成熟而未開裂時拔取全株，曬乾，打下種子，除去雜質，再曬乾。它具有「生津液、利小便、消脹、除腫、止吐」的功效，被李時珍稱為「心之穀」。赤小豆是人們生活中不可缺少的高營養、多功能的雜糧。主產於廣東、廣西、江西等地。

赤小豆不是紅豆，赤小豆除濕的功效較強，可供藥用調理，而紅豆主要供食用。《本草綱目》認為，赤小豆以緊小而赤黯色者入藥，其稍大而鮮紅淡色者，並不治病。因此，在選擇赤小豆時也要有所取捨。

藥材性狀

赤小豆為一年生直立草本，高 30～90 公分。莖上有硬毛。3 片複葉；托葉線形，被白色長柔毛；小葉卵形至斜方狀卵形，長 5～10 公分，寬 3.5～7 公分，先端短尖或漸尖，基部三角形或近圓形，全緣或極淺 3 裂，兩面被

疏長毛。種子 6～10 粒，暗紅色，矩圓形，兩端截形或圓形，種臍不凹。花期為 6—7 月份。果期為 7—8 月份。

種子矩圓形，兩端較平截，長 0.5～0.7 公分，直徑 0.4～0.6 公分。表面暗紅色，有光澤，側面有白色線性種臍，長約 0.4 公分，不突起。子葉兩片肥厚，乳白色。

功效作用

赤小豆顏色赤紅，入心經能夠幫助補心、清心火。一般人心火旺盛的時候很容易生瘡長泡，食用赤小豆能夠幫助清心火，解熱毒，化解瘡毒膿腫。赤小豆煮粥食之，有健脾胃、利水濕的作用。凡脾虛不運、腹水脹滿、小便不利、黃疸、瀉痢者，皆可食之。

如果是因為體內運化力不足引起腿腫、手腫的話，可以食用赤小豆。

另外，赤小豆能夠幫助作用於心臟性、腎臟性水腫，腳氣病水腫，肝硬化腹水等。但這種疾病引起的水腫要積極去醫院治療，赤小豆只能輔助治療。

常用搭配

1. 配赤茯苓

清利下焦濕毒力大。可用於濕熱蘊結型小便不利、尿血、下肢水腫或瀉痢。

2. 配當歸

滲濕清熱，活血行瘀，去濕熱，出血自止。可用於濕熱便血、腹痛、尿血。

3. 配連翹

赤小豆清熱利水，散血消腫，連翹瀉心經客熱，去上焦諸熱，並有解毒散結之效，故稱「瘡家聖藥」。合用既能解心經之火，又利濕熱而解毒，可用治濕熱內蘊之黃疸，濕熱下注之淋症，婦科盆腔炎急性發作和產後高熱。

4. 配白茅根

增強利水消腫的同時，還有一定的涼血通淋之功。可用於水腫、腳氣水腫、小便不利、淋閉尿血等症。

5. 配瓜蒂

酸苦湧瀉，催吐作用甚捷。又得赤小豆護中保胃氣，使快吐不傷正。可用於痰涎壅塞胸中，宿食停滯上脘瀉利不能及者。

人群宜忌

適宜各類型水腫之人，包括腎臟性水腫、心臟性水腫、肝硬化腹水、營養不良性水腫等，如能配合鯉魚或黃母雞同食，消腫力更好。

消瘦人不宜服。赤小豆能通利水道，故尿多之人忌食；蛇咬傷者，忌食百日。

佳品選購

以有光澤、形態飽滿（色澤暗淡無光，乾癟的可能放置時間較長）、無蟲蛀者為佳。

赤豆玉米薏苡仁粥

【材料】玉米鬚 50 克，赤豆 15 克，薏苡仁 30 克。

【做法】將玉米鬚加水適量先煎 10 分鐘。赤小豆、薏苡仁洗淨入鍋，用旺火燒開後轉用小火熬成稀粥。

【用法】溫服，每日 1 次。

【專家箴言】適於治療陽虛水泛見體型胖大、倦怠、苔白膩。

赤小豆煲排骨

【材料】赤小豆 100 克，排骨 300 克，食鹽、清水各適量。

【做法】將赤小豆和排骨分別洗淨，置入砂鍋中，注入清水，旺火燒開，約 40 分鐘後，改文火再燉約 2 小時，至赤小豆起沙，排骨酥軟為止，放入食鹽即可食用。

【用法】溫熱食用。

【專家箴言】用薏苡仁煲排骨，或用新鮮土茯苓煲甲魚或蛇，有清熱利濕之功效。濕氣重時容易風濕骨痛，吃點葛根對身痛、頭痛也有輔助作用。

赤豆粥

【材料】赤豆 30～50 克，粳米 100 克，白糖適量。

【做法】加水煮至半熟，放入粳米同煮粥，以淡食為宜，加白糖調味食用亦可。

【用法】溫熱服食。

【專家箴言】有清熱解毒、利水、消腫、通乳的作用。

赤小豆西瓜皮湯

【材料】赤小豆、西瓜皮、白茅根各 50 克。

【做法】赤小豆淘淨，西瓜皮、白茅根切碎。將赤小豆、西瓜皮、白茅根放入鍋中，用旺火煮沸，再用小火煮 2 小時。

【用法】代茶頻飲。

【專家箴言】本湯有清火、利濕之功效。

赤小豆雞內金方

【材料】赤小豆 30 克，雞內金 10 克。

【做法】先將雞內金研末，然後按照平常方法將赤小豆煮熟。

在赤小豆將熟時，放入雞內金末調勻。

【用法】可作早餐食用。

【專家箴言】本方可清熱利濕、消積化瘀。適於面部長青春痘、黃褐斑及身體肥胖的女性。

赤小豆玉米鬚湯

【材料】赤小豆 30 克，西瓜皮、玉米鬚、冬瓜皮各 15 克。

【做法】把所有配料搗爛，放入砂鍋，用水煎煮兩次，每次 30 分鐘，合併汁液，沖成 300 毫升。

【用法】每天 3 次，每次 100 毫升。

【專家箴言】本方有清熱解毒、利水消腫之功效。

⊞ 野菊花——消毒，解暑

性味 性微寒，味苦、辛。

歸經 歸肝、心經。

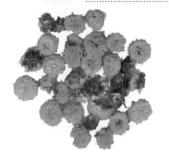

野菊花為菊科多年生草本植物，野菊花頭狀花序的外形與菊花相似，呈類球形，直徑 0.3～1 公分，棕黃色。總苞由 4～5 層苞片組成。舌狀花一輪，黃色，皺縮捲曲；管狀花多數，深黃色，體輕。多野生於山坡草地、田邊、路旁等地帶。

野菊是一個多型性的物種，有許多生態地理的居群，表現出體態、葉形、葉序、傘房花序式樣以及莖葉毛被性等諸特徵上的極大的多樣性。

山東、河北濱海鹽漬土上的野菊，全形矮小，侏儒狀，葉肥厚，注定是一種濱海生態型；江西盧山地區的野菊，顯示出葉下面有較多的毛被物；江蘇南京地區及浙江的野菊中，有一類葉在乾後呈橄欖色。

藥材性狀 ●

乾燥的頭狀花序呈扁球形，直徑 0.5～1 公分，外層為 15～20 個舌狀花，雌性，淡黃色，皺縮捲曲；中央為管狀花，兩性，長 0.3～0.4 公分，黃色，頂端 5 裂，子房棕黃色，不具冠毛；底部有總苞，由 20～25 枚苞片組

成，作覆瓦狀排列成 4 層，苞片卵形或披針形，枯黃色，邊緣膜質；各花均著生於半球狀的花托上。野菊花味苦，繼之有清涼感。

功效作用

野菊花有許多用途，不僅能消毒止血，還有清熱解暑的功效，通常用來泡茶。《本草綱目》中對野菊花的藥效也有詳細的記載：「性甘、微寒，具有散風熱、平肝明目之功效。」野菊花全草均可入藥。味苦、辛、涼，具有清熱解毒、疏風散熱、散瘀、明目、降血壓之功效。對防治流行性腦脊髓膜炎，預防流行性感冒，治療高血壓、肝炎、痢疾、癰癤疔瘡等都有明顯效果。野菊花的浸液對殺滅孑孓及蠅蛆也非常有效。

常用搭配

1. 配蒲公英、紫花地丁、金銀花等

可用於疔癤、丹毒。

2. 配蒲公英、紫花地丁、連翹等

可解毒泄火、利咽止痛，可用於治咽喉腫痛。

3. 配胖大海

胖大海清熱潤肺，利咽開音，潤腸通便。加上胖大海後，針對慢性咽炎引起的異物感有更強的效果，對聲音嘶啞也有一定的作用。

4. 配苦杏仁

苦杏仁是中醫常用的止咳藥，也可潤腸通便，針對

多痰、咳嗽有較好的療效。苦杏仁不宜長期服用，且嬰幼兒慎用。

人群宜忌

脾胃虛寒類患者不適宜服用野菊花，有虛寒之象的人群也不宜用。

哪些症狀屬於熱象呢？四個字，紅、腫、熱、痛，如果不紅、不腫、不熱、不痛，就不宜用野菊花。

佳品選購

以完整、色黃、氣香者為佳。野菊花與菊花屬同科植物，均有清熱解毒的功效，野菊花雖個小，但更為苦寒，多用於解毒消癰。而菊花個大，較甘甜，多用於清熱疏風、除上焦頭目風熱。

野菊花枯草茶

【材料】金銀花、連翹、野菊花、夏枯草各 15 克，竹葉、薄荷、桔梗、牛蒡子各 9 克，蘆根 18 克，甘草 3 克。

【做法】上藥加水共煎。

【用法】分 3 次服，每日 1 劑，數劑可癒。

【專家箴言】此方可治紅眼病。

野菊密蒙茶

【材料】野菊花、金銀花各 15 克，密蒙花 9 克，夏

枯草 6 克。

【做法】上藥加水共煎。

【用法】內服或外用薰眼。

【專家箴言】治風火相煽所致的目赤腫痛。

野菊飲

【材料】野菊花 6 克。

【做法】沸水浸泡 20 分鐘，煎 30 分鐘。

【用法】代茶頻飲。

【專家箴言】可預防感冒、腦炎、百日咳。

菊花老鴨湯

【材料】野菊花 10 克，枸杞子 12 克，冬蟲夏草 5 克，西洋參 5 片，老鴨 1 隻。

【做法】將野菊花、枸杞子用水浸泡。把去皮的老鴨、冬蟲夏草、西洋參放在砂鍋裡燉，小火燉到六七分熟時，倒入泡發的菊花和枸杞子，繼續用小火燉熟。

【用法】溫熱食用。

【專家箴言】補氣、除燥、解毒。

野菊地丁湯

【材料】野菊花、蒲公英、紫花地丁各 15 克，連翹 10 克。

【做法】上藥加水共煎。

【用法】內服，每日 1 劑。

【專家箴言】適用於熱毒上攻所致的咽喉腫痛。

野菊六一飲

【材料】野菊花 30 克，滑石 36 克，甘草 6 克，白糖 15 克。

【做法】將野菊花、甘草洗淨，滑石以紗布包裹，一併放入鍋中，加水適量，武火燒沸，煎煮 30 分鐘。以紗布過濾取汁，加入白糖即成。

【用法】代茶頻飲。

【專家箴言】清暑解毒，利尿除濕。

菊花粥

【材料】糯米 150 克，決明子 15 克，鮮菊花 30 克，精鹽或白糖適量。

【做法】將鍋燒紅後加入決明子稍炒後加水 500 毫升，煮沸 30 分鐘後去渣，再加水和糯米一起煮粥，待熟時加入野菊花再煮開即可。

【用法】加精鹽或冰糖調味食用。

【專家箴言】疏風散熱，防治感冒。

仙人掌——行氣活血還解毒

性味 性寒，味苦。

歸經 歸胃、心、肺經。

仙人掌又名仙巴掌、霸王樹、火焰、火掌、玉芙蓉等，為仙人掌科仙人掌屬植物仙人掌的根及莖，亦以全株入藥。仙人掌是墨西哥的國花。

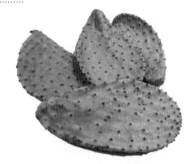

其屬於石竹目沙漠植物的一個科，由於對沙漠缺水氣候的適應，葉子演化成短短的小刺，以減少水分蒸發，亦能作阻止動物吞食的武器；莖演化為肥厚含水的形狀；同時，它長出覆蓋範圍非常之大的根，可在下大雨時吸收最多的雨水。

仙人掌為肉質多年生植物。雖然少數種類棲於熱帶或亞熱帶地區，但多生活在乾燥地區。仙人掌的莖通常肥厚，含葉綠素，光合作用由莖代行。

仙人掌類植株的大小及外形千差萬別，小者如鈕釦狀的佩奧特掌，矮小團塊狀的刺梨和刺蝟掌，大者如高柱狀的圓桶掌、仙人球屬和高大喬木狀的巨山影掌。植株的表面形態亦各異，或為平滑，或有突出的結節、嵴，或有凹溝。

藥材性狀

以全株入藥（刺除外）。四季可採。鮮用或切片曬乾。

功效作用

人們常常認為，仙人掌僅作為觀賞植物，沒什麼用途。其實不然，很多仙人掌類植物的果實，不但可以生食，還可釀酒或製成果乾。在每 100 克可食仙人掌中，約含維生素 A 220 微克，維生素 C 16 毫克，蛋白質 1.6 克，鐵 2.7 毫克，可以產生 105～126 千焦的熱量。

仙人掌作為藥用首載於清代趙學敏所著的《本草綱目拾遺》。據該書記載，仙人掌味淡性寒，功能行氣活血，清熱解毒，消腫止痛，健脾止瀉，安神利尿，可內服外用治療多種疾病。清代劉善術著的《草木便方》中記載：「仙人掌苦澀性寒，五痔瀉血治不難，小兒白禿麻油擦，蟲瘡疥癩洗安然。」《本草求原》中記載：「寒，消諸痞初起，洗痔。」《陸川本草》記載有消炎解毒，排膿生肌的作用，用於瘡癰癤腫咳嗽的治療。

中醫認為，仙人掌具有行氣活血、清熱解毒等功效，主治心胃氣痛、痞塊、痢疾、痔血、咳嗽、喉痛、肺癰、乳癰、疔瘡、湯火傷、蛇傷等症。

常用搭配

仙人掌可以單獨入藥，也可作食材食用。值得注意的是，並非所有的仙人掌均可食，某些野生仙人掌是不可

食用的，應在選購時加以注意。菜用仙人掌有些苦味，所以加工前要將皮、刺削去，並用淡鹽水浸泡 15～20 分鐘或用水焯過後，再用清水漂洗一下。

人群宜忌

仙人掌性質苦寒，清熱解毒的效果極佳，但食用過多則會導致腹瀉。因此，脾胃虛弱的人應少食。

《嶺南雜記》中曰：「其汁入目，使人失明。」

佳品選購

野生的和供觀賞的仙人掌不要隨便吃，它們含有一定量的毒素和麻醉劑，不但沒有食療功效，反而會導致神經麻痺。

涼拌仙人掌

【材料】仙人掌 300 克，胡蘿蔔絲 50 克，麻油 20 克，味精 2 克，精鹽 4 克，白糖 5 克。

【做法】仙人掌去刺切絲，加鹽拌勻；10 分鐘後，用水漂去黏液，控去水分，加入胡蘿蔔絲、鹽、味精、白糖、麻油拌勻即可。

【用法】佐餐食用。

【專家箴言】清熱解毒。

仙人掌泥鰍豆肉湯

【材料】泥鰍 300 克，赤小豆 60 克，瘦肉、仙人掌

各 100 克，鹽 6 克，陳皮、味精各 5 克，薑 10 克，蔥 3 克，胡椒粉 2 克，黃酒 5 毫升。

【做法】將泥鰍宰殺去內臟，洗淨切段；赤小豆淘洗乾淨；瘦肉洗淨切 2 公分見方小塊；仙人掌去皮洗淨，切 2 公分見方的丁。鍋中放清水適量，放赤小豆、瘦肉、泥鰍、陳皮、黃酒，旺火燒沸後改用文火燉煮至酥熟，再放入仙人掌丁、薑、胡椒粉、鹽、味精攪勻，煮 10 分鐘左右即可。

【用法】飲湯食肉豆。

【專家箴言】此方具有補中健脾、滋陰養肝、祛濕利水之功效。適用於食慾不振、肝血瘀滯、黃疸伴有腹水者。

仙人掌奇異果玉米粥

【材料】鮮玉米 100 克，奇異果、仙人掌各 50 克，冰糖適量。

【做法】將鮮玉米用攪磨機加工成玉米糊，將奇異果洗淨去皮，仙人掌去皮洗淨，共加工成糊。鍋中放入適量水，先放適量冰糖攪至溶化，然後將玉米糊放入沸水鍋中用小火熬煮成玉米粥糊，再將奇異果、仙人掌糊放入鍋內，攪勻燒沸即可。

【用法】溫熱食用。

【專家箴言】常食此粥，能幫助消化，促進腸道蠕動，清熱解毒，降低血清膽固醇和血脂。

仙人掌酥蜜粥

【材料】仙人掌丁 100 克，大米 200 克，酥油 10 克，蜂蜜適量。

【做法】將大米淘淨煮粥，待八成熟時放入仙人掌丁、酥油，再煮燉熟。

【用法】吃時調入蜂蜜即可。

【專家箴言】此方有益虛勞、潤臟腑、澤肌膚、和血脈之功效。體弱消瘦、虛勞低熱、皮膚枯槁、大便燥結的患者，長期食用很有裨益。

仙人掌核桃黑米粥

【材料】仙人掌 100 克，核桃肉 15 克，黑米、小米各 50 克，蜂蜜適量。

【做法】將去皮仙人掌切小丁，核桃肉挑揀洗淨，黑米、小米淘洗乾淨。鍋內加清水適量，放入核桃肉、黑米、小米同煮，旺火燒開後改用文火慢燉煮，至粥稠熟時，加入仙人掌丁攪勻再煮 10 分鐘左右。

【用法】吃時調入蜂蜜，趁熱服用。

【專家箴言】此方為美容藥膳，經常食用可使肌膚潤澤，面色紅潤。老年人常食此粥，有抗衰老的保健作用。

仙人掌玉米湯

【材料】玉米、仙人掌丁各 100 克，紅糖適量。

【做法】將玉米加水適量，旺火燒開後改用慢火煨

燉 1 小時，加入仙人掌丁和紅糖，攪勻再煨燉 15 分鐘後即可。

【用法】每日 1 劑，分 4 次服用。可長期代茶服用。

【專家箴言】此方具有健胃、清熱、利尿、降血脂、降血壓、防癌、抗癌的功效。

仙人掌蓮實美容羹

【材料】仙人掌 100 克，蓮子、芡實各 30 克，薏苡仁 50 克，龍眼肉 10 克，蜂蜜適量。

【做法】先將蓮子、芡實、薏苡仁用清水浸泡 30 分鐘，再與龍眼肉一起放入鍋裡，加適量水，先用旺火燒沸，然後改用文火煮至爛熟，再加入切成小丁的仙人掌煮 10 分鐘左右。

【用法】加蜂蜜調味後食用。

【專家箴言】此方有滋補養顏、健脾養胃、行氣活血之功效。對於氣血不足、胃納不佳、脾胃虛弱者具有食療作用。

仙人掌香菇黑米飯

【材料】香菇 50 克，紅棗 15 枚，仙人掌 100 克，黑米 250 克。

【做法】將黑米淘淨，香菇用水浸發透，洗淨後切丁，紅棗洗淨去核，仙人掌去皮，洗淨切丁。先將黑米、香菇、紅棗放入鍋中，加清水適量煮飯，待飯將好時再放

仙人掌丁，合上蓋一直等飯燜熟。

【用法】做成食用。

【專家箴言】此方具有補腎健脾、益肝明目、滋陰涼血、養心安神等功效。

仙人掌首烏粥

【材料】何首烏 30 克，粳米、仙人掌各 100 克，紅棗 3 枚，冰糖 25 克。

【做法】將何首烏放入砂鍋內，加水煮濃汁，濾取汁。粳米淘洗乾淨，放入砂鍋內，紅棗洗淨後與冰糖同放入砂鍋內，加清水 500 毫升，蓋上蓋，先置旺火上燒沸，再用文火慢慢燉熬。將去皮仙人掌切成小丁，待粥熬至八成熟時將仙人掌丁放入，再燉熬 10 分鐘左右即成。

【用法】溫熱食用。

【專家箴言】此方可益腎抗老、養肝補血。

仙人掌杞棗鯽魚

【材料】活鯽魚 2 條（500 克左右），仙人掌 100 克，枸杞子 25 克，紅棗 10 枚，鹽 8 克，蔥花、味精各 3 克，雞精、薑末各 5 克，黃酒 15 毫升，胡椒粉 2 克，醋 3 毫升，鮮湯 1000 毫升。

【做法】將鯽魚宰殺洗淨，用沸水燙一下，用溫水再洗淨，腹內各放 5 枚紅棗，放湯碗中，加枸杞子，上鍋蒸 30 分鐘左右，取出加仙人掌丁、黃酒、鹽、味精、雞精、蔥花、薑末、胡椒粉及醋，再蒸 5 分鐘後即可出鍋。

【用法】溫熱食用。

【專家箴言】此方具有益氣活血、健脾和胃、祛濕的功效。

仙人掌金銀花飲

【材料】金銀花 20 克，仙人掌 100 克，冰糖適量。

【做法】將金銀花洗淨入鍋加適量水煎汁，仙人掌去皮洗淨後用家用水果榨汁機榨汁。待金銀花汁將煎成時，放入冰糖和仙人掌汁煮沸至冰糖溶化，起鍋後用紗布濾汁，灌入熱水瓶。

【用法】代茶熱飲。

【專家箴言】此方適用於熱毒瘡瘍、咽喉腫痛、風熱感冒。

仙人掌松仁豆腐

【材料】豆腐、松子仁、仙人掌各 200 克（切丁），雞湯、香菜末、蔥花、薑末、食鹽、白糖、味精、沙拉油、黃酒各適量。

【做法】將豆腐切丁，鍋中放油，先將蔥薑煸香，放入白糖，用小火熬成棗紅色，烹入黃酒、雞湯，將豆腐、松子仁入湯內，小火煨煮至松仁爛熟，放入食鹽、味精、仙人掌丁、香菜末攪勻煮沸。

【用法】佐餐食用。

【專家箴言】此方有滋陰潤燥、清肺滑腸之功效，也可作為日常保健膳食。

仙人掌金針豆腐湯

【材料】豆腐 150 克，金針菜、仙人掌 50 克，生薑、蔥頭、味精、胡椒、食鹽、油各適量。

【做法】將豆腐切片，仙人掌切絲，金針菜水浸 30 分鐘後撈出。鍋中加清水煮沸，先入金針菜煮熟，再放豆腐、仙人掌、蔥頭、生薑、油、胡椒、食鹽攪勻煮熟，放入味精調味。

【用法】佐餐食用。

【專家箴言】此方具有補氣、活血、養血、調經、通乳之功效。

仙人掌黃耆雞汁湯

【材料】大米 250 克，黃耆 15 克，母雞 1 隻，仙人掌 100 克，食鹽、味精各適量。

【做法】母雞宰殺去毛、雜，洗淨，濃煎取汁，黃耆也另煎取汁，仙人掌切小丁。用以上兩種湯汁加大米煮粥，仙人掌丁可在粥八成熟時放入，粥成後加入適量鹽和味精調味。

【用法】每日早晚各服 1 次，雞肉可取出佐餐服食。

【專家箴言】此方具有養心益氣、溫補健體之功效。適用於病後虛弱、產後氣血虧虛。

仙人掌銀耳山楂羹

【材料】山楂、銀耳各 50 克，仙人掌 100 克，冰糖

適量。

【做法】銀耳挑去雜質，洗淨後用常法熬燉。仙人掌去皮後切小丁，山楂洗淨切片，在銀耳將酥爛時，與冰糖一同放入，至汁糊成羹。

【用法】溫熱食用。

【專家箴言】此方滋陰補胃、潤肺生津，有強心、養血、降血脂、降血壓等功效。

生地黃——滋陰養血去虛火

性味 性寒，味甘、苦。

歸經 歸心、肝、腎經。

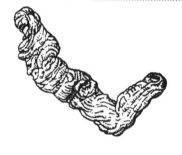

生地黃也叫生地，來源於玄參科多年生草本植物地黃的新鮮或乾燥的塊根。不少人對生地黃比較陌生，但提起著名的補腎良方——六味地黃丸，大家就會非常熟悉，六味地黃丸便是由生地黃為主要材料製成的。李時珍對生地黃的評價是：「服之百日面如桃花，三年輕身不老。」

生地黃分為鮮地黃、生地黃、熟地黃，通常我們說的生地一般指生地黃。地黃曬乾即成生地，將生地以砂仁、酒、陳皮為輔料，反覆蒸曬至顏色變黑，質地柔軟即為熟地。生地黃與熟地黃藥理作用是不同的，切不可將兩

藥互相替用。

藥材性狀 •───────────

生地黃呈紡錘形或圓柱形條狀，長 8～24 公分。外皮薄，表面淺紅黃色，具彎曲的縱皺紋、芽痕、橫長皮孔及不規則疤痕。肉質易斷，斷面皮部淡黃白色，可見橘紅色油點，木部黃白色，中間常縊縮作連珠狀，導管呈放射狀排列。氣微，味微甜、微苦。

功效作用 •───────────

清熱涼血。本品味甘苦、性寒而入血分，能清營血分之熱而涼血。用於溫熱病之高熱、口渴、舌紅絳，處方如清營湯。另外，本品不僅涼血還有止血之功效，可用於血熱的各種出血症。

養陰生津。本品質潤多液能養陰，味甘性寒能生津，有養陰潤燥生津作用。用於溫熱病後期、邪熱傷津者。另外，取本品滋陰清熱的作用，常用於治療陰虛火旺的口乾口渴、頭暈目眩，處方如六味地黃丸。消渴病屬熱盛傷津者亦可用生地黃治療。熟地黃在功效上與生地黃有區別。

生地黃：性寒，功能涼血清熱、滋陰補腎、生津止渴，常用於治療熱入營血、骨蒸癆熱、咽喉燥痛、痰中帶血等症。以生地黃為主要材料所製的六味地黃丸，就是著名的補腎良方，臨床還常用於慢性腎炎、高血壓、神經衰弱、肺結核等病的治療。

熟地黃：性溫，其功用也發生變化，為補血要藥。配伍當歸、白芍、川芎就是大名鼎鼎的「四物湯」，常用於治療血虛症。熟地黃配白芍能養肝，配柏子仁養心，配龍眼肉能養脾，配麻黃則通血脈。但熟地黃滋膩滯脾，有礙消化，故脾虛者少食，腹滿便溏者不宜服用。

常用搭配 ●————

1. 配清熱藥

生地黃配伍清熱藥主要是發揮其清熱涼血兼生津之功，該功效特點與溫熱病易傷陰津的特點甚為合拍，故常與其他涼血、清熱、降火之品共用以治熱證。用治血分熱證可重點選配赤芍、牡丹皮、玄參，氣分熱證可重點配伍黃芩、黃連、黃蘗、石膏，陰虛火旺可重點選配知母、玄參、黃蘗、地骨皮。

2. 配解表藥

與解表藥配伍，可助生地黃功效直達頭目和走上走外。生地黃配伍解表藥主要是發揮養血明目或清肝明目的功效，常配伍防風、柴胡、升麻等解表藥以載藥力上行。肝開竅於目，治療目疾可選配入肝經之防風、菊花、細辛、柴胡、荊芥。

與解表藥相伍治療目疾時，多重用生地黃養血明目或清肝明目，輕用解表藥為引經。

3. 配活血化瘀藥

生地黃具有活血祛瘀功效，配伍活血化瘀藥主要是發揮其活血祛瘀兼養陰血之功。常配伍川芎、牛膝、桃仁

協同增強活血祛瘀之功效，其養陰血之功又使活血而不傷陰血。

治療血虛血瘀證，可重點選配川芎、牛膝活血補血；痛經、月經不調可選配川芎、桃仁、紅花、牛膝活血調經；跌打腫痛可選配沒藥、乳香、延胡索、桃仁、紅花、川芎活血止痛。

人群宜忌

一般來說，生地黃在作為中藥煎服的時候，用量是 10～30 克，鮮地黃的量要加倍。不過需要注意生地黃性寒，脾虛濕滯的人不能使用。

生地黃性寒，所以脾胃有濕邪及陽虛者應忌服生地。《雷公炮炙論》中曰：「勿令犯銅鐵器，令人腎消，並白髭髮、損榮衛也。」生地黃性寒而滯，會影響脾胃的消化吸收功能，所以脾胃虛寒（虛弱）、大便溏薄、胸悶食少、氣滯痰多者不宜應用。《藥性論》中載「忌三白」，指生地與蘿蔔、蔥白和薤白相剋。

佳品選購

生地黃以塊大、體重、斷面烏黑油潤、味甘者為佳。選擇鮮品、乾品或藥店炮製過的藥品均可。

枸杞生地酒

【材料】枸杞子 250 克，生地黃 300 克，陳年黃酒 1500 毫升。

【做法】將枸杞子、生地黃共搗碎，置於乾淨瓶中，用黃酒密封浸泡 15 天，過濾去渣即可。

【用法】每日 2 次。每次飲服 10～20 毫升。

【專家箴言】清熱涼血、養陰生津。適用於溫熱病熱入營血之身熱口乾，津液大傷所致之夜熱早涼、虛熱無汗、舌紅脈數等；還可用於慢性病陰虛發熱及血熱妄行、吐血、尿血、便血等。

生地黃粥

【材料】生地黃 50 克，冰糖、粳米各 100 克，水 1000 毫升。

【做法】取新鮮生地黃適量，洗淨後切段，搾取生地黃汁約 50 毫升，或用生地黃 60 克煎取藥汁，粳米加水煮沸後加入地黃汁，煮成稀粥，加入冰糖溶化即可。

【用法】每日早晚服，空腹食。

【專家箴言】有清熱生津、涼血止血之功效。適用於消渴病及熱病後期，陰液耗傷，低熱不退，勞熱骨蒸，或高熱心煩，口乾作渴，口鼻出血。

增液湯

【材料】生地黃、玄參、麥冬各 15 克。

【做法】上藥共煎湯飲。

【用法】每日 1 劑，分早、晚服。

【專家箴言】本方源於《溫病條辨》，可養陰生津而潤腸。適用於熱傷津液、口渴咽乾、便秘。

瓊玉膏

【材料】生地黃 100 克，黨參 15 克，茯苓 30 克，煉蜜適量。

【做法】將前三味藥煎取濃汁，加入約等量的煉蜜，再煎沸即成。

【用法】每次食 1～2 匙。

【專家箴言】本方源於《本草綱目》。生地黃養陰生津，黨參補氣潤燥，茯苓益脾補虛。用於氣虛陰傷、咽乾口燥、咳嗽咯血。

生地黃煲水蟹

【材料】生地黃 50 克，水蟹 3 隻，蜜棗 2 枚，生薑 2～3 片，食鹽、油各適量。

【做法】生地黃、蜜棗用清水洗淨，並稍浸泡片刻；水蟹宰後，洗淨。然後將以上材料與生薑一起放進瓦煲內，加入清水 2000 毫升（約 8 碗水量），武火煲沸後，改為文火煲約 2 個小時，調入適量食鹽和少許油便可。

【用法】此量可供 2～3 人食用，溫熱食用。

【專家箴言】此方有清熱解毒、補腎添髓、養筋活血、通經絡、利肢節、滋肝陰和充胃液之功效。

藕節生地黃排骨湯

【材料】鮮藕節 100 克，生地黃 30 克，黑木耳 10 克，蜜棗 2 個，豬排骨 400 克，生薑 3 片，食鹽適量。

【做法】上物洗淨。藕節刮皮去鬚，蜜棗去核，豬排骨切段，一起下瓦煲。加清水 2000 毫升（約 8 碗量），武火滾沸後改文火煲約 2 小時，下鹽便可。

【用法】溫熱食用，為 3～4 人用。

【專家箴言】有收斂止血、涼血散瘀的功效，為調理各種熱性出血的食療之物。

百合生地黃粥

【材料】百合、生地黃、粳米各 30 克。

【做法】先煎生地黃 2 次，取汁，與百合、粳米共煮粥。

【用法】1 日內服完。

【專家箴言】滋陰潤肺，涼血寧心。適用於陰虛肺燥、咳嗽痰喘、潮熱盜汗、手足心熱、心中煩擾、夜寐不安、經期衄血等症。

生地燉烏骨雞

【材料】烏骨雞 1000 克，生地黃 250 克，麥芽糖 150 克。

【做法】將雞宰殺後除去毛及內臟，洗淨；生地黃洗淨後切成細條。將生地黃與麥芽糖相混合後塞入雞腹內，用棉線紮緊，將雞置於瓷鍋中用文火燉熟即可。

【用法】佐餐食用。

【專家箴言】提高身體抵抗力，去除虛火。

荷葉──去暑清心

性味 性涼，味苦、辛、微澀。

歸經 歸心、肝、脾經，清香升散。

荷葉，又稱蓮花莖、蓮莖。蓮科蓮屬多年生草本挺水植物，古稱芙蓉、菡萏、芙蕖。荷花有許多栽培品種，花色從雪白、黃色到淡紅色及深黃色和深紅色，其外還有分灑錦等花色。

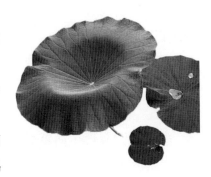

荷葉有清暑清心、涼血、消退水腫等功能，能用來治療暑熱、頭脹胸悶、口渴、小便短赤等症。荷葉的味道清新，其鮮品能清夏季暑濕引發的心情煩悶。

到暑熱季節，可以用新鮮的荷葉熬粥吃。摘荷葉的時候不能摘太老的，味苦；也不能摘太嫩的，不夠味兒，一定要摘老嫩適中、葉脈清晰圓潤的荷葉。熬荷葉粥的時候，先將荷葉洗淨，米淘好之後入鍋，倒水，蓋上荷葉開大火熬煮，荷葉粥的顏色碧綠，散發出濃郁的荷葉清香，讓人心曠神怡。

藥材性狀

荷花一般可長到 150 公分高，橫向擴展到 3 公尺。葉多摺呈半圓形或扇形，展開後類圓盾形，直徑 20～50

公分，全緣或稍成波狀。上表面深綠色或黃綠色，較粗糙；下表面淡灰棕色，較光滑，有粗脈 21～22 條，自中心向四周射出，中心有突起的葉柄殘基。質脆，易破碎。微有清香氣，味微苦。

功效作用

荷葉的化學成分主要有荷葉鹼、檸檬酸、蘋果酸、葡萄糖酸、草酸、琥珀酸及其他抗有絲分裂作用的鹼性成分。

藥理研究發現，荷葉具有解熱、抑菌、解痙作用。經過炮製後的荷葉味苦澀，性平，具有清暑利濕、升陽發散、祛瘀止血等作用，對多種病症均有一定療效。《滇南本草》中記載，荷葉「上清頭目之風熱，止眩暈，清痰，泄氣，止嘔，頭悶疼」。

荷葉的根（藕）和葉有單純利尿、通便的作用。另外，適當飲用一些荷葉泡的茶水可以幫助我們擴張血管，清熱解暑，有降血壓的作用，同時還是減肥的良藥。荷葉茶還能明顯降低血清中甘油三酯和膽固醇含量，具有調節血脂的保健作用。因此，常飲此茶，可起到降脂降壓、減肥瘦身的作用。

常用搭配

1. 用於感受暑熱、頭脹胸悶、口渴、小便短赤等症

本品味苦性平，其氣清芳，新鮮者善清夏季之暑邪，臨床常與鮮藿香、鮮佩蘭、西瓜皮等配伍應用。

2. 用於夏季暑熱泄瀉等症

荷葉既能清熱解暑，又能升發脾陽，對暑熱泄瀉，常與白朮、扁豆等配伍應用。此外，對脾虛氣陷，大便泄瀉者，也可加入補脾胃藥中同用。

人群宜忌

荷葉性苦平，具有清解暑熱、升發清陽、涼血止血的作用。一般來說，對人體沒有副作用，可以放心長期食用。

而通常人們提到的荷葉的副作用，往往是關於荷葉茶的。荷葉茶一般情況下都是由荷葉、菊花、玫瑰花蕾、決明子配製而成的，對人體是沒有大的副作用的。但也應該注意，有的人身體對荷葉減肥茶的配料有過敏等不適情況。

佳品選購

以葉大、整潔、色綠者為佳。鮮荷葉的莖是綠色的，上面佈滿了小刺，似一把傘柄；如果把荷葉莖折斷，莖上會有許多連著的絲。

綠豆荷葉粥

【材料】粳米 100 克，綠豆 30 克，荷葉、竹葉各 10 克，金銀花 5 克，冰糖 15 克。

【做法】先將鮮荷葉、鮮竹葉用冷水洗淨，放入鍋內；鍋內加入適量冷水，煮開，去渣取汁；綠豆、粳米淘

洗乾淨，用冷水浸泡發脹，放入鍋中，加入約 1500 毫升
冷水；用旺火煮沸後對入金銀花露及竹葉、荷葉汁，改用
小火緩熬至粥熟；粥內調入冰糖，攪拌均勻，即可盛起食
用。

【用法】溫熱服用。

【專家箴言】有清熱解毒、防暑之功效。

清暑荷葉飲

【材料】荷葉 15 克，金銀花 10 克，竹葉心 6 克。

【做法】沸水浸泡。

【用法】代茶飲。

【專家箴言】有清暑利濕、健脾升陽、利尿通便之
功效。

生地荷葉飲

【材料】生地黃 30 克，荷葉半張。

【做法】生地黃煎水取汁，荷葉搗爛絞汁或煎水取
汁，兩汁混合飲用。

【用法】每天 1 劑，分 2 次服用。

【專家箴言】用於血熱吐血、衄血、便血等。

三葉茶

【材料】乾荷葉、乾竹葉、乾薄荷葉各 5 克，蜂蜜
適量。

【做法】將荷葉、竹葉和薄荷葉分別擇洗乾淨之後

備用。鍋中倒入適量清水，開大火燒沸，之後放入荷葉、竹葉、薄荷葉，煎煮 10 分鐘後過濾去渣，稍涼後調入適量蜂蜜。

【用法】代茶頻飲。

【專家箴言】此茶之中的竹葉味甘性寒，能去煩熱、利小便、清心；薄荷葉能撫慰神經質的情緒。三者合用即可泄心火、涼血解毒，適合心實火上亢者長期飲服。

山楂荷葉薏苡仁粥

【材料】鮮荷葉 50 克，蔥白 5 根，鹽 3 克，粳米100 克，山楂、薏苡仁各 20 克。

【做法】將山楂、荷葉、薏苡仁、蔥白分別洗淨，用水煎取汁，去渣；粳米淘洗乾淨，共同煮粥；米熟透加鹽調味即可。

【用法】每 2～3 日食用 1 次。

【專家箴言】此粥有理氣化痰、清火的功效。

荷葉粳米粥

【材料】粳米 100 克，荷葉 30 克，冰糖 20 克，白礬 2 克。

【做法】粳米淘洗乾淨，用冷水浸泡半小時，撈出，瀝乾水分；荷葉洗淨，撕為兩半；白礬加少許水溶化。鍋內放入粳米和冷水，先用旺火燒沸，然後用小火熬煮 20 分鐘左右，見米粒脹起快熟時，將半張荷葉灑上白礬水（起保護綠色作用），浸入粥內，另外半張荷葉蓋在

粥上，繼續用小火熬煮 15 分鐘，去掉荷葉，加冰糖調好味，即可盛起食用。

【用法】趁熱溫服。

【專家箴言】有清熱、防暑、利尿、降壓及降脂的功效。

荷葉陳皮茶

【材料】乾荷葉、陳皮各適量。

【做法】每次用 15～30 克的荷葉和 10～20 克的陳皮，開水泡 15～30 分鐘，出茶色、陳皮出香氣即可。

【用法】可多次沖泡，直至陳皮沒有味道，連服 1～2 個月。

【專家箴言】祛痰濕、祛暑氣。

連翹——清心火，解瘡毒

性味 性微寒，味苦。

歸經 歸肺、心、小腸經。

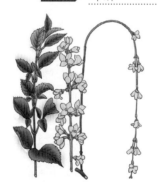

連翹是木犀科植物連翹的乾燥果實，又名黃花條、連殼、青翹、落翹、黃奇丹等，果實入藥，是中國臨床常用傳統中藥之一。清熱解毒、消腫散結是連翹的主要功效，不僅如此，連翹還有泄心火、抗炎、抗菌、抗病毒

等功效。

連翹枝條為圓形，小枝淺褐色，莖內中空，常下垂，葉片較大，形至長橢圓形，上半部分有整齊的鋸齒，下半部分全緣，單葉或 3 葉對生，其中頂葉較大，兩側葉小。花金黃色，花瓣較寬。秋季果實初熟尚帶綠色時採收，除去雜質，蒸熟，曬乾，習稱「青翹」；果實熟透時採收，曬乾，除去雜質，習稱「老翹」。

藥材性狀

本品呈長卵形至卵形，稍扁，長 1.5～2.5 公分，直徑 0.5～1.3 公分。表面有不規則的縱皺紋及多數凸起的小斑點，兩面各有 1 條明顯的縱溝。頂端銳尖，基部有小果梗或已脫落。

青翹多不開裂，表面綠褐色，凸起的灰白色小斑點較少；質硬；種子多數，黃綠色，細長，一側有翅。老翹自頂端開裂或裂成兩瓣，表面黃棕色或紅棕色，內表面多為淺黃棕色，平滑，具一縱隔；質脆；種子棕色，多已脫落。氣微香，味苦。

功效作用

本品苦寒，主入心經，既能清心火、解瘡毒，又能消散癰腫結聚，故有「瘡家聖藥」之稱。

用於治癰腫瘡毒，常與金銀花、蒲公英、野菊花等解毒消腫之品同用。

風熱外感，溫病初起。本品苦能清泄，寒能清熱，

入心、肺二經，長於清心火，散上焦風熱，常與金銀花、薄荷、牛蒡子等同用，治療風熱外感或溫病初起，頭痛發熱、口渴咽痛，如銀翹散。

熱淋澀痛。本品苦寒通降，兼有清心利尿之功，多與車前子、白茅根、竹葉、木通等藥配伍，治療濕熱壅滯所致之小便不利或淋漓澀痛，如如聖散。

常用搭配

1. 配赤小豆

赤小豆清熱利水、散血消腫；連翹瀉心經客熱，去上焦諸熱，並有解毒散結之效。

二藥合用，既解心經之火，又利濕熱而解毒，可用治濕熱內蘊之黃疸、濕熱下注之淋證，以及婦科盆腔炎急性發作和產後高熱。

2. 配牛蒡子

連翹清熱解毒，善散溫邪，能清散上焦心肺熱邪，又能清散血鬱火邪壅結；牛蒡子散風除熱、宣肺透疹、解毒利咽，因具有滑利之性，故能通導大便。

二藥合用，治瘡瘍腫毒，並能促進痛結的部分消散，對咽喉腫痛者也有效。

3. 配金銀花

連翹輕清上浮，善走上焦以泄心火，破血結，散氣聚，消癰腫；金銀花質體輕揚，氣味芳香，既能清氣分之熱，又能解血分之毒。

二藥合用，併走於上，輕清升浮宣散，清氣涼血、

清熱解毒的力量增強，可用於外感風熱、風熱癢疹、瘡癰腫毒、風熱頭痛、咽喉腫痛。

4. 配蔓荊子

連翹輕清而浮，既能散肺熱，又能清心火；蔓荊子氣升而散，輕浮上行，既能涼散風熱，又可清肝明目，通竅止痛。

二藥合用，其功益彰，專清上焦風熱，以解表清熱、解毒止痛，可用於風火頭痛、暴發火眼、外感風熱等。

5. 配梔子

連翹味苦微寒，質輕而浮，書雖載泄六經鬱火，然其輕清氣浮，實為瀉心要劑，心為火主，心清則諸臟與之皆清；梔子苦寒泄降，善能泄火泄熱，又有涼血解毒之功，統治三焦諸經之鬱火。

二藥合用，既可清心除煩，又能涼血解毒，尤宜用於溫病熱入心包之證，還可用於口舌生瘡、尿赤短澀、瘡瘍腫毒。

6. 配貝母

連翹清熱泄火，消腫散結；貝母清熱化痰，開鬱下氣。

二藥合用，具有清熱毒、化痰濁、開瘀滯、散結腫之效，可用於痰熱鬱肺之咳喘、痰水鬱結之瘰癧癭瘤。

人群宜忌 ●

脾胃虛弱，氣虛發熱，癰疽已潰、膿稀色淡者忌

服。

《本草經疏》中記載：「癰疽已潰勿服，大熱由於虛者勿服，脾胃薄弱易於作泄者勿服。」

佳品選購

青翹以色青綠、無枝梗者為佳，老翹以色黃、殼厚、無種子、純淨者為佳。過去用藥習慣上將本品分連翹殼與連翹心兩種，連翹殼為果實，連翹心為種子，一般認為連翹心的清心功用較好。

降火除痘茶

【材料】連翹5克，金銀花、白菊花各3克。

【做法】將連翹、金銀花放入缽中搗碎，再放入白菊花一起混勻，裝入袋中綁緊成茶包。將茶包放入杯中，衝入300毫升熱水，靜置3～5分鐘讓其出味即可飲用，可連續沖泡4～5次。

【用法】不拘時頻飲。

【專家箴言】連翹、金銀花都屬寒性，皆為清熱解毒、消膿的藥材，對身體燥熱、火氣大、臉上長痘瘡者具有一定的療效。

連翹蘿蔔湯

【材料】白蘿蔔100克，連翹10克，女貞子5克。

【做法】將白蘿蔔去皮、洗淨、切片。先煎連翹、女貞子，去渣取汁，再煮沸後加入白蘿蔔片。

【用法】待溫食用。

【專家箴言】清熱解毒，通氣。

連翹黑豆湯

【材料】大棗、黑豆各 50 克，連翹 5 克。

【做法】大棗、黑豆洗淨後，用清水浸泡 30 分鐘，浸泡的水不用換，直接下鍋熬粥，加入連翹，用大火煮 10～30 分鐘，改用文火煮至黑豆熟爛即可。

【用法】每日 1 劑，分 2 次服用。

【專家箴言】清熱解毒，益精生發。

製何首烏連翹湯

【材料】製何首烏 10 克，連翹 5 克，大棗 5 枚。

【做法】將製何首烏、連翹洗淨。把全部用料放入砂鍋中，加適量水，先用大火煮沸，再用小火煮 1 小時，待涼後即可飲用。

【用法】每日 1 劑，分 2 次服用。

【專家箴言】清熱解毒，固腎烏鬚。

墨旱蓮連翹飲

【材料】墨旱蓮 6 克，生山楂、生薏苡仁各 10 克，連翹 5 克。

【做法】將墨旱蓮洗淨曬乾，研為細末，其餘各藥亦曬乾研為細末。混合均勻，以上藥末放入開水瓶，沖入沸水，加塞，泡約 30 分鐘後即可飲用。

【用法】以此代茶，每日用 1 劑，水飲完後可再加開水浸泡。連服 3～4 個月。

【專家箴言】解毒降火，益腎生發。

大青葉──清熱解毒，涼血消斑

性味 性大寒，味苦。

歸經 入肝、心、胃經。

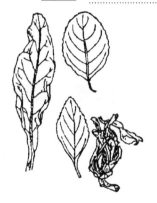

本品為常用中藥，始載《名醫別錄》。市售商品因各地區使用習慣不同，來源於數種不同科植物。分別為馬鞭草科植物路邊青、蓼科植物蓼藍、十字花科植物菘藍、草大青或爵床科植物馬藍等的葉或枝葉。

京津地區習用品為蓼科植物蓼藍的帶葉枝和十字花科菘藍的葉片（板藍根葉）。還有些地區用十字花科菘青的葉做大青葉用，福建、廣西、廣東、四川用爵床科馬藍的葉做大青葉用，甘肅、江西、湖南、貴州、廣東（部分地區）用馬鞭草科路邊青的葉做大青葉用（湖南衡陽用全株）。

以上數種效用均與蓼藍相同。《中國藥典》（2005年）版將菘藍葉定為大青葉的正品，將蓼科植物蓼藍的乾燥葉定名為蓼大青葉。

藥材性狀

1. 路邊青葉

乾燥葉片（亦有將葉及幼枝切成小段者），微縐摺，呈長橢圓形至細長卵圓形，長 5～16 公分。上面呈棕黃色、棕黃綠色至暗棕紅色，下面色較淺，全緣，先端漸尖，基部鈍圓。氣微臭，味稍苦而澀。

2. 蓼藍葉

乾燥葉（有時帶枝），多皺縮，有時破碎。完整者呈長圓形至倒卵圓形，長 5～8 公分，寬 3～5 公分，似桃葉而較闊，先端鈍尖，基部漸狹窄，全緣多數呈波狀，主脈黃色，亦有稀疏的毛茸。葉柄扁平，長約 1 公分，基部具膜質托葉鞘，透明，灰白色，其邊緣有稀疏長毛。質脆易碎。氣微臭，味微澀而苦。

3. 菘藍葉

乾燥葉皺編成團塊狀，有時破碎，呈灰綠色或黃棕色。完整的葉呈長橢圓形至長圓狀倒披針形，長 4～11 公分，寬 1～3 公分，全緣或微波狀；先端鈍尖，基部漸狹，延成翼狀，上面有時可見點狀突起，下面中脈明顯。葉柄長 5～7 公分，腹面稍凹下。質脆易碎。氣微弱，味稍苦。

功效作用

1. 清熱解毒

《本草正義》中曰：「藍草（即大青葉）味苦氣寒，為清熱解毒之上品，專主溫邪熱病，實熱蘊結，及癰

瘍腫毒諸症,可以服食,可以外敷,其用甚廣⋯⋯苦寒之物,其性多燥,苟有熱盛津枯之病,苦寒在所顧忌,而藍之鮮者,大寒勝熱不燥,尤為清火隊中馴良品也。」

2. 涼血消斑

本品味苦降泄,鹹入血分,大寒勝熱;其功用不僅能清熱解毒,且能涼血消斑。如《本草正義》中曰:「治瘟疫熱毒發斑,風熱斑疹,除煩渴,止鼻衄,吐血⋯⋯凡以熱兼毒者,皆宜藍葉搗汁用之。」

大青葉、板藍根均有清熱解毒、涼血之功,但同中有異,前者長於涼血消斑,善治溫熱病毒、熱入血分、發斑、神昏、壯熱、煩躁等症。

後者以解毒散結見長,善治局部熱熾毒盛之症,如痄腮、大頭瘟、癰腫瘡毒等。

常用搭配 •──────────────────

本品苦寒,善解心胃二經實火熱毒;又入血分而能涼血消斑,氣血兩清,故可用治溫熱病心胃毒盛,熱入營血,氣血兩燔,高熱神昏,發斑發疹,常與水牛角、玄參、梔子等同用,如犀角大青湯。

本品功善清熱解毒,若與葛根、連翹等藥同用,便能表裡同治,故可用於風熱表證或溫病初起,發熱頭痛、口渴咽痛等,如清溫解毒丸。

若瘟毒上攻,發熱頭痛、痄腮、喉痺者,可與金銀花、大黃、拳參同用;用治血熱毒盛,丹毒紅腫者,可用鮮品搗爛外敷,或與蒲公英、紫花地丁、蚤休等藥配伍使用。

人群宜忌

脾胃虛寒者忌服，見《本草經疏》：「不可施之於虛寒脾弱之人。」

《本草從新》：「非心胃熱毒勿用。」

《得配本草》：「虛作瀉者禁用。」

佳品選購

1. 路邊青葉：

以葉大、無柄者為佳。

2. 蓼藍葉：

以葉厚、色藍綠、無枝梗、雜脆者為佳。

3. 菘藍葉：

以葉大、無柄、色暗灰綠者為佳。

消暑涼血湯

【材料】大青葉、白茅根、魚腥草、金銀花、淡竹葉各 20 克，白糖適量。

【做法】將上述原料洗淨後放入砂鍋，倒入適量清水，煮沸（沸後小火）20 分鐘後離火，去渣，加入白糖攪拌均勻。

【用法】待湯涼後置入冰箱，適時取用，每日 2～3 次。

【專家箴言】能清熱解毒、利尿、涼血止血，可治暑天咳嗽。

大青葉茶

【材料】大青葉 10 克，番瀉葉 3 克，白糖適量。

【做法】上藥加水共煎。

【用法】每日 1 劑，代茶頻飲。

【專家箴言】清熱解毒、泄火通便。

丹皮青葉餅

【材料】石膏、水牛角粉各 60 克，知母 10 克，丹皮、大青葉各 15 克，麵粉 200 克，冰糖適量。

【做法】將石膏、水牛角粉、知母、丹皮、大青葉水煎 30 分鐘，去渣留汁，加冰糖適量，稍煎待溶，涼後以汁合面，常法烙餅即可。

【用法】分 2～3 次服。

【專家箴言】清熱解毒、涼血化斑。

丹參──清心除煩

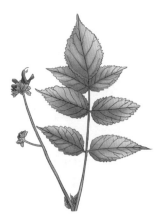

性味 性微寒，味苦。

歸經 歸心、肝經。

丹參屬雙子葉植物，為唇形科鼠尾草屬多年生直立草本植物，根肥厚，外朱紅色，內白色，肉質，葉常為奇數羽狀複葉，頂生或腋生總狀花序；苞片披針形，花萼鐘形，帶紫色，花

冠紫藍色，花柱遠外伸，小堅果黑色，橢圓形，4—8 月份開花，花後見果。

　　丹參在中國大部分地區都有分佈，遍佈山西、河北、四川、江蘇等地。此外，湖北、甘肅、遼寧、陝西、山東、浙江、河南、江西等地也有分佈。

藥材性狀

　　本品根莖短粗，頂端有時殘留莖基。根數條，長圓柱形，略彎曲，有的分枝並具鬚狀細根，長 10～20 公分，直徑 0.3～1 公分。表面棕紅色或暗棕紅色，粗糙，具縱皺紋。

　　老根外皮疏鬆，多顯紫棕色，常呈鱗片狀剝落。質硬而脆，斷面疏鬆，有裂隙或略平整而緻密，皮部棕紅色，木部灰黃色或紫褐色，導管束黃白色，呈放射狀排列。氣微，味微苦澀。栽培品較粗壯，直徑 0.5～1.5 公分。表面紅棕色，具縱皺，外皮緊貼不易剝落。質堅實，斷面較平整，略呈角質樣。

功效作用

　　丹參是傳統常用中藥材，始載於《神農本草經》，有近兩千年的應用歷史。

　　《中國藥典》記載，本品為唇形科植物丹參的乾燥根或根莖，有活血祛瘀、通經止痛、清心除煩、涼血消癰的功效。《日華子本草》謂：「其養神定志，通利關脈，治冷熱勞，骨節疼痛，四肢不遂，排膿止痛。」丹參是一

味常用中藥，別名紅根、紫丹參、血參根等，這是因其藥用的根部呈紫紅色之故。

常用搭配

1.配當歸

丹參活血化瘀，當歸和血補血，二藥配合，可廣泛用於血瘀血虛諸證。

2.配澤蘭

丹參、澤蘭均有活血化瘀的作用，但澤蘭的活血通經作用較丹參強，而且行而不峻，故婦科用藥澤蘭多於丹參。丹參除活血化瘀外，更有涼血寧心等作用。由於現代研究的成果，使丹參的臨床應用已明顯超出其傳統範圍。在血瘀所致之經少，行經腹痛等治療中，丹參常與澤蘭聯合使用，有時也與川芎合用。此外，丹參、澤蘭這一藥對還常用於外傷血瘀諸症及癰疽腫毒等。

3.配人參

人參助氣行血，丹參行血活血，二者合用，補中有行，療血虛兼血行不暢者。此外，此二藥現多用於氣虛血瘀型冠心病的治療。

4.配鬱金

療血瘀有熱之心胸痞痛，以及肝經鬱熱之經閉。

人群宜忌

月經過多而無瘀血者禁服，孕婦慎服。

適宜經閉、痛經、心悸失眠患者。

佳品選購

購買時，以條粗、內紫黑色、有菊花狀白點者為佳。丹參需裝入密閉的儲物罐中或用紙袋封裝，置於陰涼乾燥處保存。注意防潮、防蛀。

丹參首烏湯

【材料】何首烏 40 克，豬腿肉 240 克，丹參 20 克，精鹽 4 克。

【做法】何首烏、丹參、豬腿肉分別用水洗淨，將何首烏、丹參切片。鍋內放入全部藥食材（除鹽外），加適量水，大火煲至水沸，改用中火繼續煲 2 小時。加精鹽調味，即可飲用。

【用法】佐餐服食。

【專家箴言】滋補血氣，養心安神，活血祛瘀，烏鬚黑髮。

丹參粥

【材料】丹參 10 克，大米 100 克，白糖適量。

【做法】將丹參擇淨放入鍋內，加清水適量，浸泡 10 分鐘後，水煎取汁，加大米煮粥，待煮至粥熟後，用白糖調味服食。

【用法】每日 1 劑。

【專家箴言】活血化瘀、涼血消癰、養血安神。

丹參葛根茶

【材料】丹參、葛根各 10 克，茯苓、甘草各 6 克，冰糖適量。

【做法】將丹參、葛根、茯苓、甘草一起研為粗末，裝入茶包中。將茶包置於茶壺中，放入冰糖，用沸水沖泡，20 分鐘後即可飲用。

【用法】每日 1 劑，代茶頻飲。

【專家箴言】丹參歸心經，與葛根合用，能起到寧心安神、涼血生津的功效。

丹參綠茶

【材料】丹參 10 克，綠茶 3 克。

【做法】丹參研成粗末裝入茶包，與綠茶一起放入茶壺，衝入沸水。10 分鐘之後即可飲用。

【用法】代茶頻飲。

【專家箴言】此茶可清心化痰、除煩安神。

丹參麥冬茶

【材料】丹參 30 克，麥冬 15 克，柏子仁、炒棗仁各 20 克，茯神、梔子、黃連各 10 克，石硃砂 2 克（沖服）。

【做法】加水同煎。

【用法】每日 2 次，水煎服，連用 3～5 日。

【專家箴言】適用於心悸失眠。

紫花地丁——消腫解毒見效快

性味 性寒，味苦、辛。

歸經 歸心、肝經。

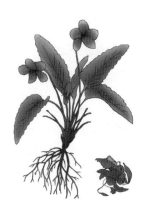

紫花地丁為罌粟科一年生或兩年生草本植物地丁草的乾燥全草。多為栽培。細弱草本，莖高 10～30 公分。多分支，具棱脊。基葉根生，莖葉互生，有長柄，2 回羽狀全裂，裂片線形，灰綠色。花腋生，總狀花序，花瓣四片，紫紅色。蒴果扁平、長橢圓形，內含數枚短腎形黑色或棕黑色有光亮的種子。紫花地丁為多年生草本，生於田間、荒地、山坡草叢、林緣或灌叢中。分佈於全國大部分地區。5—6 月份果實成熟時採收全草，洗淨，曬乾。

藥材性狀

本品多皺縮成團。主根長圓錐形，直徑 0.1～0.3 公分；淡黃棕色，有細縱皺紋。葉基生，灰綠色，展平後葉片呈披針形或卵狀披針形，長 1.5～6 公分，寬 1～2 公分；先端鈍，基部截形或稍心形，邊緣具鈍鋸齒，兩面有毛；葉柄細，長 2～6 公分，上部具明顯狹翅。花莖纖細；花瓣 5 片，呈紫菫色或淡棕色；花距細管狀。蒴果橢圓形或 3 裂，種子多數，淡棕色。氣微，味微苦而稍黏。

功效作用

紫花地丁能清熱涼血解毒，對溶血性的蛇毒也有很好的抑制作用，用新鮮的紫花地丁搗汁內服，局部以新鮮的紫花地丁與少量雄黃搗碎外敷，可治療蛇毒。

現代醫學表明，紫花地丁對結合桿菌、痢疾桿菌、金黃色葡萄球菌、肺炎球菌、皮膚真菌以及鉤端螺旋體病毒都有抑制作用，常用於清熱、消腫、消炎等。

常用搭配

凡各種疔毒癰瘡、紅腫熱痛者，可單用鮮品搗汁服，並用其渣敷患處，或與金銀花、蒲公英、野菊花配伍。

若氣血虧虛者，可加入當歸、黃耆；若濕熱凝結骨癰疼痛高腫者，可與茯苓、車前子、金銀花、牛膝同用，以利濕清熱。

凡頸項瘰癧結核者，可與夏枯草、玄參、貝母、牡蠣相合，以散結消腫。

人群宜忌

紫花地丁偏寒性，因此，寒性體質的人群和經期女性不適合食用。

紫花地丁對熱性引起的黃疸、瘡腫、面紅等有很好的治療效果，但是不適合寒性引起的身體不適症，需辨別使用。

佳品選購 ●━━━━━━━━━━━━━━━━━━━━━

本品以枝葉青綠色，無雜質者為佳。

紫花地丁湯

【**材料**】紫花地丁 15 克。

【**做法**】將其放入藥鍋中，加水煎煮 30 分鐘，取汁。

【**用法**】1 日內分 2～3 次溫服。

【**專家箴言**】此方具有消散癰腫的作用，主治各種疔瘡以及丹毒、腸癰、乳癰等症。

紫花地丁飲

【**材料**】紫花地丁、紅藤各 10 克，螞蟻草 20 克，黃芩 3 克。

【**做法**】將上述幾味藥物一同放入砂鍋中，加水煎煮 30 分鐘，取汁即可。

【**用法**】每日 1 劑，分 2 次溫服。

【**專家箴言**】適用於腸炎、痢疾等症。

紫花地丁茶

【**材料**】紫花地丁、當歸、大黃、金銀花、赤芍、黃耆各 6 克，甘草 3 克。

【**做法**】將除金銀花、紫花地丁以外的幾味藥研磨成粉末，包入紗布中，杯中放入藥包、金銀花和紫花地丁，以開水沖泡，加蓋悶 20 分鐘左右，即可飲用。

【專家箴言】清熱解毒、涼血消腫。

豬蹄解毒湯

【材料】紫花地丁、野菊花、蒲公英、連翹、赤芍、牛膝各 10 克，豬蹄 1 隻，金銀花、生地黃、天花粉各 30 克。

【做法】將豬蹄去毛、洗淨，劈為兩半。將諸藥裝入紗布中，紮緊袋口，與豬蹄共放入鍋中，加清水適量。先用大火燒沸，後小火燉 1 個小時，至豬蹄爛熟即可。

【用法】吃豬蹄喝湯，分 2 次服用，常服有效。

【專家箴言】清熱解毒，用於疔瘡腫毒、癰疽發背。

清解除濕湯

【材料】紫花地丁、生石膏（先煎）各 15 克，板藍根、生薏苡仁、車前草（布包）各 12 克，銀花、連翹、知母、生地黃、赤芍、丹皮、土茯苓、生甘草各 10 克。

【做法】水煎服。

【用法】每天 1 劑，分早、中、晚 3 次服完。

【專家箴言】治療水痘重證，證屬邪毒內陷、熱燔氣營型。

五味消毒飲

【材料】金銀花 9 克，野菊花、蒲公英、紫花地丁、紫背天葵子各 3.6 克。

【做法】先水煎，後加酒半盞；藥渣再如法水煎。

【用法】每日1劑，服用後蓋被取汗。

【專家箴言】此方來源於《醫宗金鑑——外科心法要訣》，方中紫花地丁清熱解毒，為臣藥。可治各種疔毒、癰瘡疔腫、局部紅腫熱痛、發熱、舌紅脈數等。

金銀花——清熱解毒氣芳香

性味 性寒，味甘。

歸經 歸心、肺、胃經。

金銀花別名銀花、雙花、二花、二寶花。為忍冬科植物忍冬、紅腺忍冬、山銀花（毛萼忍冬）或毛花柱忍冬的乾燥花蕾或帶初開的花。

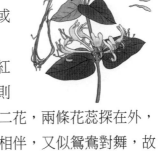

3月份開花，微香，蒂帶紅色，花初開則色白，經1~2日則色黃，故名金銀花。又因為一蒂二花，兩條花蕊探在外，成雙成對，形影不離，狀如雄雌相伴，又似鴛鴦對舞，故有鴛鴦藤之稱。

5—6月份，在晴天清晨露水剛乾時摘取花蕾，攤席上晾曬或陰乾，並注意翻動，否則容易變黑。忌在烈日下暴曬。宜保存於乾燥通風處，防止生蟲、變色。

金銀花的莖、葉和花都可入藥，具有解毒、消炎、殺毒、殺菌、利尿和止癢的作用。金銀花露是兒童夏天防治痱子膿瘡的佳品。

新鮮的金銀花帶清香，含水量花蜜較多。鮮花莖曬乾或按製綠茶的方法製乾，即為金銀花茶。

市場上的金銀花茶有兩種，一種是鮮金銀花與少量綠茶拼和，按金銀花茶窨製工藝窨製而成的金銀花茶；另一種是用烘乾或曬乾的金銀花乾與綠茶拼和而成。

這兩種金銀花茶，前者花香撲鼻，以品賞花香為主；後者茶香味較低，但可保持金銀花的藥效作用，不失其保健效果。金銀花茶是老少皆宜的保健飲料，特別是夏天飲用更為適宜。

藥材性狀 ●

忍冬：

呈棒狀，上粗下細，略彎曲，長 2～3 公分，上部直徑約 0.3 公分，下部直徑約 0.15 公分。表面黃白色或綠白色（貯久色漸深），密被短柔毛。偶見葉狀苞片。花萼綠色，先端 5 裂，裂片有毛，長約 0.2 公分。開放者花冠筒狀，先端二唇形；雄蕊 5 個，附於筒壁，黃色；雌蕊 1 個，子房無毛。氣清香，味淡、微苦。

紅腺忍冬：

長 2.5～4.5 公分，直徑 0.08～0.2 公分。表面黃白至黃棕色，無毛或疏被毛。萼筒無毛，先端 5 裂，裂片長三角形，被毛。開放者花冠下唇反轉。花柱無毛。

山銀花：

長 1.6～3.5 公分，直徑 0.05～0.2 公分。萼筒和花冠密被灰白色毛，子房有毛。

毛花柱忍冬：

長 2.5～4 公分，直徑 0.1～0.25 公分。表面淡黃色微帶紫色，無毛。花萼裂片短三角形。開放者花冠上唇常不整齊，花柱下部多密被長柔毛。

功效作用

金銀花自古被譽為清熱解毒的良藥。它甘寒清熱而不傷胃，芳香透達且可祛邪。金銀花不僅能宣散風熱，還善清解血毒，用於各種熱性病，如身熱、發疹、發斑、熱毒瘡癰、咽喉腫痛等，均效果顯著。

中醫認為，金銀花（即忍冬的花蕾）性寒，味甘，入肺、足陽明、太陰經，略有酸味，具有清熱解毒、涼血、通經活絡。治溫病發熱、熱毒血痢、癰瘍、腫毒、瘰癧、痔漏。《滇南本草》有記載其「清熱，解諸瘡，癰疽發背，丹流瘰癧」。

高溫燥熱的日子，情緒可能會起伏不定，心情可能會躁動不安。金銀花能夠安神平心，舒緩心緒，幫助睡眠。

常用搭配

1.用於外感風熱或溫病初起

銀花甘寒，既能清氣分熱，又能清血分熱，且在清熱之中又有輕微宣散之功，所以能治外感風熱或溫病初起的表徵未解、裡熱又盛的病症。應用時常配合連翹、牛蒡子、薄荷等同用。

2. 用於瘡癰腫毒、咽喉腫痛

金銀花清熱解毒作用頗強，在外科中為常用之品，一般用於有紅腫熱痛的瘡癰腫毒，對辨證上屬於「陽證」的病症，較為適合，可與蒲公英、地丁草、連翹、丹皮、赤芍等煎湯內服，或單用新鮮者搗爛外敷。

3. 用於熱毒引起的瀉痢便血（糞便中夾有黏液和血液）

熱毒結聚腸道，入於血分，則下痢便血。銀花能涼血而解熱毒，故可療血痢便血，在臨床上常以銀花炒炭，合黃芩、黃連、白芍、馬齒莧等同用。

人群宜忌

金銀花偏寒，飲用過多對身體會造成損傷，特別是脾胃虛寒者。患有慢性腫瘍和潰瘍症者也不宜服用金銀花。

幼嬰孕婦忌喝過多，否則易腹瀉。

佳品選購

金銀花商品按國家標準分為四等：

一等：貨乾，花蕾呈棒狀，上粗下細，略彎曲，表面綠白色，花冠厚稍硬，握之有頂手感；氣清香，味甘微苦。開放花朵、破裂花蕾及黃條不超過 5%。無黑條、黑頭、枝葉、雜質、蟲蛀、黴變。

二等：與一等基本相同，唯開放花朵不超過 5%。破裂花蕾及黃條不超過 10%。

三等：貨乾，花蕾呈棒狀，上粗下細，略彎曲，表面綠白色或黃白色，花冠厚、質硬，握之有頂手感。氣清香，味甘微苦。開放花朵、黑頭不超過 30%。無枝葉、雜質、蟲蛀、黴變。

四等：貨乾，花蕾或開放花朵兼有，色澤不分。枝葉不超過 3%，無雜質、蟲蛀、黴變。

三花茶

【材料】金銀花、菊花各 10 克，茉莉花 3 克。

【做法】將上述材料用沸水沖泡，加蓋悶 15 分鐘即可。

【用法】代茶頻飲。

【專家箴言】清熱解毒，治療頭痛口渴、咽喉腫痛。

金銀花露

【材料】金銀花的花、葉各適量，冰糖少許。

【做法】加水共煮，先用猛火燒開後用小火再煮 30 分鐘，濾出湯汁加冰糖後飲用。

【用法】代茶頻飲。

【專家箴言】清熱、解暑。

金銀粥

【材料】金銀花乾品 30 克，甘草 20 克，粳米 100 克。

【做法】金銀花、甘草洗淨，去雜質，加適量水煮 1

小時，過濾取汁，與粳米共為粥。

【用法】溫熱食用。

【專家箴言】消炎、敗毒，治療疔瘡熱毒等病症。

三鮮粥

【材料】鮮金銀花、鮮扁豆花、鮮絲瓜花各 10 朵，粳米 50 克，白糖適量。

【做法】將上述三味藥淘洗乾淨，加水適量，煎煮 10 分鐘，過濾取汁，以汁煮米為粥，放白糖調味。

【用法】溫熱食用。

【專家箴言】祛火、祛暑，適用於暑傷氣陰者。

菊花金銀花茶

【材料】乾杭白菊 12 朵，金銀花 40 條左右。

【做法】將乾杭白菊、金銀花一同加 300 毫升沸水，加蓋悶泡 5 分鐘即成。

【用法】代茶頻飲。

【專家箴言】杭白菊可以增強毛細血管抵抗力，抑制毛細血管的通透性，起到抗炎強身的作用，而且菊花味苦、甘，性寒，具有清熱解毒、疏散風熱的作用。金銀花有清熱解毒、疏利咽喉、消暑除煩的作用。搭配使用，具有清熱解毒的功效，能治療溫病發熱、熱毒血痢、癰腫疔瘡、喉痺及多種感染性疾病。

曇花──難得一見的清熱涼血藥

性味 性微寒，味甘淡。

歸經 入心、肺經。

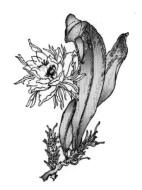

曇花又叫瓊花、曇華、鬼仔花、韋陀花等，在中國各省區都有一定規模的栽培。曇花和仙人掌一樣都是一種多肉植物，它的主枝有點像圓柱，也比較挺直，可莖葉的生長就不那麼規則了，有的莖葉形狀扁扁平平的，有時候呈波浪狀，有時候又顯得缺缺凹凹，而枝上開放的白白的花朵倒是兩側對稱的。

曇花可以增加室內的負離子含量。它花期雖然很短，但是開花的時候美麗高貴，清香四溢。它能夠釋放出負離子，讓室內的空氣清新怡人。

曇花一般只在夏秋時節的夜晚開花，它的花朵好像一支會散發出芳香氣味的白色漏斗，開花時間只有四五個小時。曇花除了觀賞價值之外就是藥用價值，具有養心安神、去毒、化痰等功效，效果都是非常好的。

將凋謝的花採下來，曬一會兒後放肉絲湯中，便成為美味的佳餚。由於曇花有同日開數朵乃至數十朵的特性，故必須採下來曬乾再貯藏。

藥材性狀

花大型，生於葉狀枝的邊緣；花萼筒狀、紅色，花重瓣、純白色，花瓣披針形。曇花主要用花入藥，但嫩莖也可入藥。

嫩莖全年可採，花則在花季夜間採集；嫩莖多用鮮品，花則乾品鮮品均可。製乾品通常在開花之夜間，待花剛開或快開之時採下，用脫水法烘乾備用。

功效作用

曇花有清熱療喘的功效，其主要作用就是清熱。大腸有熱證和經常便秘便血的人，可以食用曇花來進行治療。有腫瘡和肺炎的人也可以食用曇花，有一定的治療作用。咳痰的時候有血絲和有哮喘病的人，也可以用曇花進行治療。

曇花有很好的強化體能的作用，曇花可以增強人體的免疫力和抵抗力，具有很好的修復身體功能的功效。曇花可以降三高，對於高血壓和高脂肪的人來說有很好的治療作用。還可以調理女性的內分泌，可以排除瘀血。

曇花具有一定的消炎殺菌作用，食用曇花可以有效預防各種炎症和慢性疾病。特別是有婦科病的女性，食用曇花有非常好的治療作用。曇花渾身都是寶，它的花瓣可以直接食用，也可以泡水喝。曇花的葉子是可以煮水喝的，作為清熱解毒的藥飲是非常不錯的。另外，曇花可以曬乾之後當花茶喝，有很好的排毒養顏、清熱的功效。對於體質濕熱的人來說有很好的療效。

常用搭配

曇花具有強健的功效，兼治高血壓及血脂過高等。可煮水或燉肉服食，也可用鮮品調蜂蜜飲服。燉肉通常加米酒與清水各半，並可以加生地黃、淮山藥及決明子。

人群宜忌

一般人群均可服用，但不宜單味長服。

胃寒者勿服鮮汁。

佳品選購

曇花生長時花蕾下垂，花開時，花瓣緩緩張開而微微顫動，筒部向上翹起，花潔白如玉。此為佳品。

曇花炒雞肉

【材料】現摘新鮮曇花 3 朵，雞胸肉 100 克，鹽適量。

【做法】先將雞胸肉切薄片，用醬油、太白粉拌勻；曇花洗淨備用。先在油鍋中拌炒醃好的雞肉片，變色後，放入曇花加少許水拌炒，起鍋前放鹽調味。

【用法】佐餐食用。

【專家箴言】有清熱宣肺、止咳化痰之功。

曇花凍

【材料】鮮曇花 50 克，冰糖 10 克。

【做法】把曇花放在鍋裡熬，一直熬到曇花全部溶

化之後，再加入冰糖即可。

【用法】溫熱食用，也可冰鎮後食用。

【專家箴言】曇花凍冰鎮以後尤其美味，還有治氣喘之功效。

曇花麵線

【材料】新鮮曇花 6 朵，麵線 250 克，瘦肉 150 克，蔥、沙拉油、胡椒、太白粉、麻油各適量，開水 4 杯。

【做法】曇花由花瓣中間分開，洗掉花蕊上的花粉，再用水洗淨花朵，用刀切成 2 公分大小；瘦肉切成肉絲，加入太白粉及麻油，調勻備用。蔥切成段，放入油鍋中爆香，再加入肉絲，用快火翻炒數下，至肉絲半熟，再加入切好的曇花，一起用大火快炒兩三下，加入開水 4 杯，待水沸騰即加入麵線，煮沸 2 分鐘，即可起鍋，並加入胡椒。

【用法】趁熱食用。

【專家箴言】可清熱潤腸，適用於胃脘隱痛、食慾缺乏等。

曇花茶

【材料】鮮或乾曇花適量。

【做法】放入茶杯中，沖入沸水適量，浸泡片刻飲服。

【用法】每日 1 劑，代茶頻飲。

【專家箴言】可清熱解毒，適用於高血壓、高血脂症、大便秘結等。

曇花杏仁鵪鶉湯

【材料】鵪鶉肉 300 克，乾曇花 10 克，甜杏仁 20 克，苦杏仁 15 克，陳皮 5 克，鹽 4 克。

【做法】乾曇花用水浸透，洗淨；鵪鶉去毛，去內臟，洗淨，放滾水中煮 5 分鐘，撈起，再用水洗淨。甜杏仁、苦杏仁去衣，與陳皮用水洗淨，加適量水，猛火煲滾，放入所有材料，候水滾起，中火煲 3 小時，加細鹽調味即可。

【用法】佐餐食用。

【專家箴言】清熱化痰、止咳。

曇花銀耳湯

【材料】新鮮曇花 3～5 朵，銀耳、冰糖各適量。

【做法】銀耳提前泡發；曇花從中間掰開，去掉花蕊，用水泡 10～20 分鐘。泡好的銀耳和曇花都撕成小塊，一起放入燉鍋，加上合適的水，蓋上蓋子後小火燉上 2 個小時，加冰糖再燉半小時即可，冰鎮後口感更佳。

【用法】作飲品食用。

【專家箴言】可潤肺止咳，解心火。

小薊——平價的去火藥

性味 味甘，性涼。

歸經 入心、小腸、膀胱經。

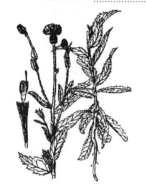

小薊又叫刺兒菜、青青草、薊薊草、刺狗牙、刺薊、槍刀菜、小惡雞婆、萋萋菜、刺蘿蔔等。小薊的適應性很強，任何氣候條件下均能生長，主要生長在荒山、路旁、田間、雜草地等處，為極常見的農田雜草之一，廣佈中國各地。

小薊的營養非常豐富，含有蛋白質、脂肪、碳水化合物、膳食纖維、鈣、磷、鐵、胡蘿蔔素、B 群維生素和維生素 C 等成分。此外，還含有生物鹼、膽鹼、皂甙等。這樣的一種食材有很好地促進食慾的作用。多吃一些小薊也可以補充維生素、礦物質以及各種微量元素。

大薊與小薊均有涼血止血之功，可治療血熱妄行所致的出血病證，兩者又都具消散癰腫的作用，可治療熱毒瘡癰。然而，大薊散瘀消腫力佳，小薊則擅治血淋、尿血諸症。

正如《本草便讀》所載：「大薊則散力較優，消癰則功能較勝；小薊功專破血通淋。」《新修本草》曰：「大小薊葉雖相似，功力有殊。大薊生山谷，根療癰腫，小薊生平澤，不能消腫，而俱能破血。」

藥材性狀

　　莖呈圓柱形，常已折斷，直徑 0.2～0.3 公分，微帶紫棕色，表面無毛或有柔毛及縱棱。質脆，折斷面纖維狀，中空。葉片大多破碎不全，皺縮而捲曲，黃綠色，邊緣微波狀，有金黃色針刺，莖端有頭狀花序，總苞鐘形，苞片黃綠色，5～6 裂，花冠多脫落，冠毛羽狀常外露。氣微，味微苦澀。

功效作用

　　本品甘涼平和，入肝經血分，能涼血止血，止血而不留瘀，可大膽使用。鮮者也可直接食用，也可絞汁沖服。本品有大小薊之分，性味功效相同，惟小者力薄，專於止血，善治血淋；大者功力強，尚能消腫解毒，兼治癰瘡腫毒。小薊可以有涼血的作用，而且還可以清熱解毒，對於出現的水腫也有一定的好處。

　　現代藥理研究表明，小薊含有結構相似的生物鹼等成分，具有明顯的止血作用，可治療尿血、吐血及功能性子宮出血、外傷出血等，對溶血性鏈球菌、肺炎球菌及白喉桿菌有一定的抵制作用。經常食用小薊也是可以起到不錯的利尿消腫作用。

常用搭配

　　治吐血，常與大薊、側柏葉、白茅根、山梔、茜草等同用，如十灰散；治尿血，常與生地黃、山梔、藕節、滑石、蒲黃等同用，如小薊飲。

人群宜忌

脾胃虛寒而無瘀滯者忌服小薊。

小薊忌犯鐵器。

小薊不利於胃弱泄瀉及血虛極、脾胃弱不思飲食之證。

《本草匯言》記載：小薊不利於氣虛。

佳品選購

以色灰綠，質嫩，葉多，無根者為佳。除去雜質後，鮮用或曬乾用。鮮用的涼血效果較好。

小薊根汁

【材料】鮮小薊根 150 克。

【做法】搗爛絞取汁液服，或沸水沖服。

【用法】每日 1 劑，代茶頻飲。

【專家箴言】源於《食療本草》《衷中參西錄》。鮮根涼血止血作用較強。用於血熱所致的衄血、吐血、便血，或血熱所致的月經先期、月經過多。

涼血四汁飲

【材料】鮮藕、鮮地黃、鮮小薊根、鮮牛蒡根各等份，蜂蜜適量。

【做法】絞汁，每次一杯，加蜂蜜 1 匙，攪和均勻。

【用法】不拘時飲之。

【專家箴言】源於《聖惠方》。鮮藕、地黃和牛蒡根能清熱生津止渴，而除牛蒡外，餘藥又均能涼血止血。適用於血熱吐血，口乾而渴。

小薊飲

【材料】小薊（全草）、益母草各 60 克。

【做法】加水煎湯，去渣再煎至濃稠。

【用法】不拘次數，代茶頻飲。

【專家箴言】源於《聖濟總錄》。本品與祛瘀止血要藥益母草配伍，共奏祛瘀止血之效。

小薊汁

【材料】鮮小薊幼嫩全草（小薊苗）150 克。

【做法】上藥切段搗汁服。亦可煮湯做菜食。

【用法】每日 1 劑。

【專家箴言】源於《食療本草》《日華諸家本草》。本品偏於清熱除煩。用於夏日煩熱口乾，小便不利。

第 七 章

去心火──養心安神

蓮子──餐桌上的安神藥

性味 鮮者甘、澀、平，無毒；乾者甘、溫、澀，無毒。

歸經 入脾、腎、心經。

蓮子又稱蓮實、蓮米、水之丹，是睡蓮科多年水生草本植物蓮的成熟種子。它生在小巧玲瓏的蓮蓬之中，因為外殼堅硬，古人稱之為石蓮子。

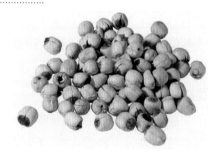

蓮子為蓮的副產品，也是中國的特產之一。以生產蓮子為主的蓮，稱子蓮。中國湖南、江西、福建、浙江等省，均是聞名的子蓮產區。秋、冬季果實成熟時，割取蓮房（蓮蓬），取出果實；或取墜入水中，沉於泥內的果實。除去果殼，鮮用或曬乾用。或剝去蓮子的外皮和心（青色的胚芽）用，稱為蓮肉。

蓮子大都以產地或其形狀命名，大體分為湘蓮、紅

蓮、白蓮、通心蓮、殼蓮等。湖南湘潭、安鄉等地出產的湘蓮，江西鄱陽湖沿岸生產的大白蓮，福建建陽、建寧生產的建蓮，為全國三大名蓮，在國內外享有盛譽。

　　古今豐盛的宴席上，無不備有蓮饌，如宋代《武林舊事》描寫宋高宗的御宴，均有「蓮子肉」「乾蒸蓮子」，而「蓮子湯」則是最後的壓席菜，尚有「無蓮不成席」之勢。

　　蓮子除作為珍貴的滋補食品外，還是一副妙藥。在中醫處方上，蓮子通常稱為蓮肉、湘蓮肉。古人說，吃蓮子能返老還童、長生不老。這一點固不可信，但關於其在養心安神、健腦益智、消除疲勞等方面的藥用價值，歷代醫藥典籍多有記載。比如在《神農本草》《本草拾遺》《本草綱目》《本草備要》中都有據可查。

藥材性狀

　　蓮子為小堅果。呈橢圓形、卵形或卵圓形，其大小因品種而異，一般長 1.6～1.8 公分，寬 1.1～1.2 公分，幼果期果皮綠色，革質，後由綠轉褐色，成熟時呈棕褐色、灰褐色或黑褐色。有細縱紋和較寬的脈紋。一端中心呈乳頭狀突起，深棕色，多有裂口，其周邊略下陷，質硬，種皮薄，不易剝離。雙子葉，黃白色，肥厚，中有空隙，具綠色蓮子心。

功效作用

　　《本草綱目》上有記載：「蓮之味甘，氣溫而性

澀，稟清芳之氣，得稼穡之味，乃脾之果也。土為元氣之母，母氣既和，津液相成，神乃自生，久食耐老，以其權輿也。昔人治心腎不交，勞傷白濁，有清心蓮子飲；補心腎，益精血，有瑞蓮丸，皆得此理。」古人甚至認為經常吃蓮子能長生不老、返老還童。雖然這種觀點有些誇張，但蓮子的確有養心安神、除煩益智之功。

特別是對於女性朋友來說，蓮子有非常不錯的烏髮美顏、抗衰之功，可以預防孕婦早產、流產、腰痠等。

辦公室一族在忙碌過後會覺得頭昏腦脹、疲憊不堪，此時喝上一碗蓮子湯或吃上一碗蓮子粥就會覺得心曠神怡。到了秋季容易口乾的時候也可以燉上一碗銀耳蓮子羹，喝下去之後口舌生津，甘甜怡人。

對於經常睡不著、睡不好的人來說，蓮子是良藥。中滿痞脹、大便燥結的人是不能吃蓮子的，否則會加重病情。

常用搭配

1. 配芡實

二者均為收澀之品，但蓮子入心、脾經，功擅養心健脾、澀腸止瀉；芡實入脾、腎經，長於補脾固腎、澀精止遺，二藥相伍為用，共奏益腎固精、健脾止瀉之功效，用於治療心腎不交之遺精、早泄、遺尿；或脾腎兩虛之久瀉久痢、帶下清稀、小便頻數、白濁等症。

2. 配人參、白朮、茯苓、山藥

蓮子補脾收澀止瀉；人參、白朮益氣健脾，且白朮

燥濕止瀉；茯苓、山藥健脾滲濕止瀉，諸藥伍用，共奏益氣健脾、滲濕止瀉之功效，用於治療脾胃氣虛、運化失職、濕濁下注之便溏泄瀉、食少納呆、消瘦乏力、面色無華、胸脘痞悶等症。

3.配酸棗仁、柏子仁、茯神、遠志

可治療心悸、失眠。

人群宜忌 ●───────────────

一般人群均可食用。尤適宜中老年人，體虛、失眠、食慾不振者及癌症患者。

中滿痞脹及大便燥結者忌服。體虛或者脾胃功能弱者慎食。

佳品選購 ●───────────────

蓮子的品質以湘蓮最好。其皮色淡紅，皮紋細緻，粒大飽滿，生吃微甜，一煮就酥，食之軟糯清香。紅蓮品質較差，其粒形瘦長，皮色偏暗，臍部下陷，中心空間較大，生吃味淡，久煮不酥。

有的蓮子看起來又白又乾淨，實際這種蓮子很有可能使用了對人體有害的化學漂白劑，而且這些物質會對肝臟造成傷害，引起重金屬中毒。

真正優質的蓮子，去皮後外表仍會有一點皺皮或未處理乾淨的紅皮，劣質的則在刀口處有突起。蓮子經水蒸會發生膨脹，散發出一種清香，而添加了化學製劑的蓮子幾乎不膨脹，還會有一種鹹味。

雪梨銀耳紅棗蓮子湯

【材料】雪梨 1 個，銀耳 30 克，蓮子 20 克，紅棗 5 枚，冰糖適量。

【做法】雪梨去皮切成塊，銀耳、蓮子和紅棗泡發洗淨。把雪梨、銀耳、紅棗、蓮子和冰糖放入鍋中，加足量清水（水量大約是所有食材的 2～3 倍），大火煮開後轉小火燉 1 小時即可。

【用法】溫熱食用。

【專家箴言】潤肺鎮咳、幫助消化、健脾滋陰。

蓮子粥

【材料】去心蓮子 20 克，紅糖 15 克，糯米 100 克。

【做法】去心蓮子與糯米一同淘洗乾淨，放入鍋內，加適量水煮粥，待粥快好時，再放紅糖稍煮片刻即成。

【用法】溫熱食用。

【專家箴言】補脾止瀉，養心安神。

銀耳蓮子羹

【材料】蓮子 50 克，銀耳 30 克，冰糖 100 克。

【做法】將蓮子、銀耳分別用清水泡發，撈起。把蓮子、銀耳、冰糖同放入碗中，加清水適量，入蒸籠用武火蒸 1 小時即可。

【用法】溫熱食用。

【專家箴言】羹濃味甜。有潤肺養胃的功能。

蓮子人參湯

【材料】蓮子 50 克，人參 10 克，冰糖 30 克。

【做法】將蓮子去心後與人參一同入鍋，加清水浸泡 30 分鐘，加冰糖隔水蒸燉 1 小時後，即可食蓮肉喝湯。人參可連續使用兩次。第二次食用時，可連人參一同吃。

【用法】溫熱食用。

【專家箴言】適用於病後體虛氣弱者，可補氣益脾，養心安神。

紅棗蓮子湯

【材料】蓮子 60 克，紅棗 120 克，糖 200 克。

【做法】紅棗洗淨，湯鍋中加入 1200 毫升水煮開，放入紅棗，轉小火續煮 30 分鐘，再放入蓮子續煮 30 分鐘，加糖煮開即成。

【用法】溫熱食用。

【專家箴言】養心補脾，熬夜者補腎最宜。

蓮子紅棗龍眼羹

【材料】蓮子 15 克，紅棗、龍眼各 20 克，冰糖適量。

【做法】將蓮子去心，紅棗去核，與龍眼肉一起放入鍋內，加水適量，放入冰糖燉至蓮子酥爛即可食用。

【用法】溫熱食用。

【專家箴言】補血養血、健脾安神。

紅蓮椰汁燉雪燕

【材料】發好的雪燕（植物）20 克，水發蓮子 30 克，紅棗 25 克，白糖 100 克，椰汁 50 毫升，冰糖 50 克。

【做法】將雪燕擇洗乾淨，加清水 500 毫升，白糖 100 克，放入容器中，下蓮子、紅棗待用。炒鍋上火，加水 150 毫升，下椰汁、冰糖燒開後，盛入裝雪燕容器中，蒸 10 分鐘即成。

【用法】溫熱食用。

【專家箴言】潔白柔軟，椰汁清香，為高級滋補佳餚。

蓮子六一湯

【材料】蓮子（去心）60 克，生甘草 10 克，冰糖適量。

【做法】同煮熟，加適量冰糖調味即可。

【用法】溫熱食用。

【專家箴言】可治泌尿系感染，尿頻、尿急、小便赤濁，或兼有虛煩、低熱等症。

九仙王道糕

【材料】淮山藥 250 克，茯苓、薏苡仁、蓮子各 200

克，芡實（去殼）、扁豆、炒麥芽各 100 克，柿餅 50 克，白糖 1000 克，粳米粉 3500 克。

【做法】上述材料同研細末，加入粳米粉攪勻，做成蒸糕曬乾後食用。

【用法】不拘時候，任意食之，可用米湯送服。

【專家箴言】有扶元氣，養精神，健脾胃，促飲食，補虛損，生肌肉作用。此方為清宮御膳。

蓮子百合豬肉湯

【材料】蓮子、百合、北沙參各 50 克，豬瘦肉 250 克，食鹽適量。

【做法】同煮湯，加適量食鹽調味食用。

【用法】溫熱食用。

【專家箴言】有潤肺益脾、除虛熱、養心神作用。適用於病後體虛，失眠心慌，肺結核，低熱乾咳，慢性支氣管炎等症。

扁豆蓮子粥

【材料】蓮子 100 克，大米 150 克，扁豆 50 克。

【做法】同煮至蓮子鬆軟即可。

【用法】溫熱食用。

【專家箴言】有非常好的健脾益氣，滋陰潤肺的功效。平時易腹瀉的人，不妨常吃此粥。

薄荷蓮子羹

【材料】薄荷 25 克，蓮子 100 克，白砂糖 2 克。

【做法】將薄荷洗淨，放入鍋內，加入半鍋清水，用旺火燒開後，改用小火慢煮 15～30 分鐘，棄渣，取汁，待用。把蓮子放入鍋中，倒入開水，加蓋燜約 10 分鐘，取出，剝去外衣，除去苦心，溫水洗淨，再放入鍋內，加入薄荷汁，用武火煮沸後改用文火燜至蓮子酥而不爛時，加入白砂糖，待白砂糖完全溶化，蓮子呈玉色時，即成。

【用法】溫熱食用。

【專家箴言】補腎健脾，養心安神。

酸棗仁──安五臟，輕身延年

性味　性平，味甘、酸。

歸經　歸心、肝、膽經。

酸棗仁，別名棗仁、酸棗核、山棗仁。本品為鼠李科植物酸棗的乾燥成熟種子。生於向陽山坡、路旁，主要產於河南、河北、陝西、遼寧、山西、山東、雲南等地。秋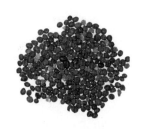季果實成熟時採收，去果肉及硬核，取種子，生用或微炒用。

中國最早的一部藥書《神農本草經》中記載：「補中益肝，堅筋骨，助陰氣，皆酸棗仁之功也。」明代李時

珍《本草綱目》中記載，棗仁「熟用療膽虛不得眠，煩渴虛汗之症；生用療膽熱好眠，皆足厥陰少陽藥也」。可見，酸棗仁具有很高的藥用價值與養生功效。

藥材性狀

本品呈扁圓形或扁橢圓形，長 0.5～0.9 公分，寬0.5～0.7 公分，厚約 0.3 公分。表面紫紅色或紫褐色，平滑有光澤，有的有裂紋。一面較平坦，中間有 1 條隆起的縱線紋；另一面稍凸起。一端凹陷，可見線形種臍；另一端有細小凸起的合點。種皮較脆，胚乳白色，雙子葉，淺黃色，富油性。氣微，味淡。

功效作用

中醫典籍《神農本草經》中很早就有記載，酸棗可以「安五臟，輕身延年」。所以，千萬不要小看這種野果，它具有很大的藥用價值，可以起到養肝、寧心、安神、斂汗的作用。

醫學上常用它來治療神經衰弱、心煩失眠、多夢、盜汗、易驚等病症，同時，又能達到一定的滋補強壯效果。常見的中藥「鎮靜安眠丸」，就是以酸棗仁為主要成分製成的。

酸棗仁又有一定的滋養性，對心和肝的陰血有微弱的滋養作用。可滋養心陰、心血、肝陰肝血，但不是補虛藥，還不能成為一個功效，只不過比較適合虛證。

酸棗仁是養心安神的重要藥，安神效果好。它甘

酸，斂汗，對心陰虛或肝腎陰虛而致的盜汗、心煩不眠，療效較好。它可與其他止汗藥（如五味子、山茱萸）配伍，治汗多。

古代認為它安眠用熟的（炮製、炒），用生的是醒睡的，這是誤解。散劑效果好。

常用搭配

1. 配川芎、知母

川芎行氣活血；知母清熱滋陰，並緩和川芎之辛燥。三藥合用，有養血安神、清熱除煩之功效，用於治療心肝血虛、虛火內擾心神之虛煩不眠、心悸怔忡等症。

2. 配人參、黃耆

酸棗仁養心安神；人參、黃耆益氣健脾、安神定志。三者伍用，有健脾養心、安神之功效，用於治療心脾氣虛之心悸怔忡、健忘失眠、食少體倦等。

3. 配生地黃、當歸

酸棗仁養心安神；生地滋陰清熱；當歸補血養心。三者伍用，有滋陰清熱、養心安神之功效，用於治療心腎不足、陰虧血少之失眠、心悸、夢遺、健忘等症。

4. 配梔子

酸棗仁酸甘性平，功擅養心血、斂心陰而寧心安神；梔子味苦性寒，長於清心泄火、解鬱除煩而安神定志。二者伍用，共奏養血斂陰、清心瀉熱、除煩安神之功效，用於治療陰血虧虛、熱擾神明之心悸、失眠、多夢、煩熱、盜汗等症。

人群宜忌 ●────────────────────

一般人均可食用。

內有實邪鬱火及腎虛滑泄夢遺者慎服。

腹瀉時不可服用。

佳品選購 ●────────────────────

本品以粒大飽滿、外皮紫紅色、無核殼者為佳。生用或炒用均可，炒後的酸棗仁質脆易碎，適合水煎。

▋酸棗仁湯

【材料】酸棗仁少許，冷水約一壺。

【做法】水煎後去除沉澱物，入暖水瓶當湯或當茶喝。沉澱物可以放在鍋裡煮一下，喝煮來的湯即可，這樣就再次利用了。

【用法】不拘時候，頻飲。

【專家箴言】酸棗仁湯是東漢張仲景創製的名方，是治療失眠的經典方劑，《金匱要略》記載：「虛勞虛煩不得眠，酸棗仁湯主之。」

▋酸棗仁夏枯草瘦肉湯

【材料】豬肉（瘦）250 克，夏枯草、酸棗仁、花生仁（生）、棗（乾）各 30 克。

【做法】將夏枯草去雜質，洗淨；酸棗仁、花生仁、紅棗洗淨；豬瘦肉洗淨，切塊。把全部用料一齊放入鍋內，加清水適量，武火煮沸後，文火煮 3 小時，調味即可。

【用法】佐餐，隨量飲湯食肉。

【專家箴言】補腎養血、滋陰潤燥、安神醒腦。

棗仁百合排骨湯

【材料】百合 20 克，酸棗仁 10 克，小排骨 200 克，鹽適量。

【做法】百合洗乾淨，用溫水浸泡約 10 分鐘；酸棗仁用刀背稍微壓碎；小排骨洗乾淨，焯去血水，放進電飯鍋裡，加入百合，酸棗仁後，然後加入 750 毫升水，放鹽調味，煮到開關跳起就可以食用。

【用法】溫熱食用。

【專家箴言】寧心安神，適用於心悸不安、失眠。

豬心棗仁湯

【材料】豬心 1 個，酸棗仁、茯苓各 15 克，遠志 5 克，鹽適量。

【做法】豬心切成兩半，洗乾淨，放鍋裡，接下來將洗淨的酸棗仁、茯苓、遠志一同放進，放入適量水，置火上，用大火燒開後撇去浮沫，轉小火燉至豬心熟透，放鹽調味即可。

【用法】每天 1 劑。

【專家箴言】適合神經衰弱、虛煩不眠者服用。

酸棗仁龍眼飲

【材料】酸棗仁（炒）、龍眼肉各 10 克，芡實 12

克，白糖適量。

【做法】炒酸棗仁搗碎，用紗布袋裝。芡實加水 500
毫升，煮約半個小時後，加入龍眼肉與炒酸棗仁藥袋，再
煮約半個小時。拿出藥袋，加適量的白糖調勻，濾出汁液
即可。

【用法】每日 1 劑。

【專家箴言】體虛、多汗、口渴者宜飲用。

酸棗仁粥

【材料】酸棗仁（打碎）30 克，粳米 100 克，食鹽
少許。

【做法】將酸棗仁加水，與粳米一同煮粥，加少量
食鹽調味即可服用。

【用法】一般 7～10 天為 1 個療程。

【專家箴言】有養陰寧心、補肝安神的作用，適用
於心肝血虛所致的心煩失眠、心悸、體虛自汗等。酸棗仁
有降低血壓、安神鎮靜和調節神經的作用。據《本草圖
經》記載，「酸棗仁，主煩心不得眠」。把酸棗仁加入白
米中煮成粥，老年人吃起來更容易消化吸收。因此，用酸
棗仁、米熬粥，對治療神經衰弱引起的失眠效果很好，且
溫和無副作用，特別適合體質虛弱的人喝。

茯苓──健脾寧心的四時神藥

性味 性平，味甘、淡。

歸經 歸心、脾、腎經。

茯苓，寄生在松樹根上的菌類植物，外皮黑褐色，裡面白色或粉紅色。多寄生於馬尾松或赤松的根部。古人稱茯苓為「四時神藥」，因為它功效非常廣泛，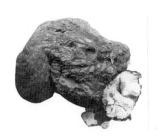不分四季，將它與各種藥物配伍，不管寒、溫、風、濕諸疾，都能發揮其獨特功效。

茯苓是一味延年益壽之藥，「久服安魂養神，不飢延年」。魏晉、唐宋時期服食茯苓已很普遍。到了清代，茯苓被當作養生益壽要藥，尤其是慈禧太后，不但自己食用，還將茯苓製成茯苓餅，賞賜給大臣。有人對慈禧太后的長壽補益藥方進行研究，發現使用率最高的一味藥就是茯苓。

藥材性狀

茯苓根：

呈類球形、橢圓形、扁圓形或不規則團塊，大小不一。外皮薄而粗糙，棕褐色至黑褐色，有明顯的皺縮紋理。體重，質堅實，斷面顆粒性，有的具裂隙，外層淡棕色，內部白色，少數淡紅色，有的中間抱有松根。無臭，味淡，嚼之黏牙。

茯苓皮：

為削下的茯苓外皮，形狀大小不一。外面棕褐色至黑褐色，內面白色或淡棕色。質較鬆軟，略具彈性。

茯苓塊：

為去皮後切製的茯苓，呈塊片狀，大小不一。白色、淡紅色或淡棕色。

功效作用

利尿滲濕，健脾和中，寧心安神。用於治療腎炎水腫，心臟性水腫，營養不良性水腫，胃潰瘍，慢性胃炎，慢性支氣管炎，神經衰弱等。中醫認為，茯苓具有滲濕利水、健脾和胃、寧心安神的功效。

茯苓可治小便不利、水腫脹滿、痰飲咳逆、嘔逆、惡阻、泄瀉、遺精、淋濁、驚悸、健忘等症。

茯苓之利水，是由健運脾肺功能而達到的，與其他直接利水的中藥不同。苓桂朮甘湯、四君子湯、四苓湯等均是有茯苓配伍的常用方劑。

常用搭配

1. 配黨參、白朮、山藥

對於脾虛運化失常所致泄瀉、帶下，應用茯苓有標本兼顧之效，可用作補肺脾、治氣虛之佐藥。

2. 配半夏、陳皮或配桂枝、白朮

可治脾虛不能運化水濕，停聚化生痰飲之症。

3. 配半夏、枳殼

治痰濕入絡、肩酸背痛。

4. 配人參、遠志、酸棗

用於治療心神不安、心悸、失眠等症。

5. 配車前子

兩藥均有利水作用。茯苓健脾滲濕，車前子利尿通淋，二者伍用，則利水通淋作用加強。

用於治療濕濁內停、偏滲大腸所引起的瀉下如水、量多，但尿量減少。

6. 配酸棗仁

茯苓補益心脾而安心神，酸棗仁養肝血而安心神。二者合用有補益心脾、養血安神之功效，用於治療心脾兩虛，氣血不足，心神失養之心悸、失眠健忘、食少納呆等症。

7. 配澤瀉

二者均為甘淡之品，能導水下行、通利膀胱。但茯苓性平偏於健脾滲濕；澤瀉性寒，善泄腎及膀胱之熱，以除下焦濕熱。

二藥合用利水滲濕之功尤著，且能勝熱，用於治療水濕停滯下焦之水腫、小便不利、泄瀉等證屬偏熱。

人群宜忌

陰虛火旺，口乾咽燥者不宜用。

老年腎虛，小便過多，尿頻遺精者慎用。

佳品選購

專家指出，茯苓屬於真菌類的藥材，其中不含有澱粉，因此一般情況下是不會發生黴變的。但是在摻雜了澱粉以後經壓製切片所得的茯苓，則會出現黴變的現象。

真茯苓相較於假茯苓斷面更加細膩，品嚐的味道是很淡的，而且它的粉末在顯微鏡下可見大量菌絲，無澱粉粒，滴加稀碘液無明顯顏色變化。

茯苓甲魚煲

【材料】茯苓 150 克，甲魚 1 隻，味精、雞精、料酒、薑、蔥、鹽各 5 克，骨湯 2500 毫升。

【做法】將茯苓洗淨，放入煲內，加入骨湯，煲 1 小時。將甲魚放入盆中，加溫水，使其排盡尿液，洗淨，用沸水燙死，去頭、爪及內臟，放入茯苓煲內，再煲 2 小時。起鍋前，加入味精、雞精、料酒、薑、蔥、鹽等調料即可上桌。

【用法】既可燙其他菜食用，又可佐餐。

【專家箴言】養陰補血、祛風濕、強筋骨。適用於拘攣骨痛、惡瘡癰腫、慢性濕疹、牛皮癬、更年期綜合徵等。

荷葉茯苓粥

【材料】荷葉 1 張（鮮、乾均可），茯苓 50 克，粳米或小米 100 克，白砂糖適量。

【做法】將荷葉煎湯去渣，把茯苓、洗淨的粳米或

小米加入去了荷葉渣的湯中，同煮成粥，出鍋前加白砂糖調味即食。

【用法】溫熱食用。

【專家箴言】此粥清熱解暑、寧心安神、止瀉止痢，對心血管疾病、神經衰弱有輔助治療作用。

松節苓仙酒

【材料】松節 50 克，茯苓 45 克，威靈仙、生薏苡仁各 30 克，川草薢 15 克，桃仁、澤蘭、全當歸、車前子、澤瀉各 10 克，白酒 1000 毫升。

【做法】將前 10 味藥搗碎，置容器中，加入白酒，密封。浸泡 7～14 日後，過濾去渣即成。

【用法】每日佐餐飲用 30～50 毫升。

【專家箴言】降濁泄毒、活血化瘀。適用於急、慢性關節炎等症。

茯苓雞肉粥

【材料】薏苡仁、雞胸脯肉各 50 克，茯苓 10 克，粳米 200 克，乾香菇 4 個。

【做法】先將香菇泡發，切成丁；雞胸脯肉去皮、去油脂，入鍋內煮 30～40 分鐘後撈出，切為肉丁；茯苓研粉；薏苡仁用水反覆搓洗，再用熱水浸泡一夜，瀝乾後加 7 倍清水煮沸，熬爛；將粳米加 5 倍清水煮 1 個小時，兩粥合併，加入香菇丁、雞肉丁、茯苓粉，再煮至稠為度。

【用法】溫熱服食，可加調料。

【專家箴言】清心火、安心神。

山藥薏仁茯苓粳米粥

【材料】茯苓、薏苡仁各 30 克，山藥 50 克，粳米 100 克。

【做法】先將粳米、薏苡仁、山藥加水適量，煮至半熟，放入茯苓，煮至粥熟即可。

【用法】空腹服用。

【專家箴言】清心火、除濕熱，可用於心神不寧、煩悶失眠。

㗊 藏紅花——活血又安神

性味 性平，味甘，無毒。

歸經 入心、肝經。

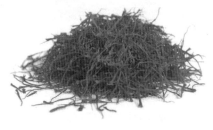

藏紅花為鳶尾科植物番紅花花柱的上部及柱頭。9—10 月份選晴天早晨採收花朵，摘下柱頭，烘乾，即為乾紅花。若再加工，使油潤光亮，則為濕紅花。

藏紅花既是一種花卉，也是常見的香料。多年生草本。球莖扁圓球形，直徑約 3 公分，外有黃褐色的膜質包被。葉基生，9～15 枚，條形，灰綠色，邊緣反捲；葉叢

基部包有 4～5 片膜質的鞘狀葉。花莖甚短，不伸出地面；花 1～2 朵，淡藍色、紅紫色或白色，有香味，花柱橙紅色，柱頭略扁，頂端楔形，有淺齒，子房狹紡錘形。蒴果橢圓形，長約 3 公分。

藏紅花是亞洲西南部原生種，最早由希臘人人工栽培。主要分佈在歐洲、地中海及中亞等地，明朝時傳入中國，《本草綱目》將它列入藥物之類，中國浙江等地有種植。

藏紅花是一種名貴的中藥材，具有強大的生理活性，其柱頭在亞洲和歐洲作為藥用，有鎮靜、祛痰、解痙作用，用於胃病、痲疹、發熱、黃疸、肝脾腫大等的治療。

藥材性狀 ●─────────────────────

1.濕紅花

柱頭紅棕色，有油潤光澤，細長線形，長約 3 公分，基部較窄，向頂端逐漸變寬，內方有一短裂縫，頂端邊緣為不整齊的齒狀。柱頭常單獨存在，有時三個柱頭與一短花柱相聯。花柱橙黃色。浸於水中時，柱頭即擴大膨脹，呈長喇叭狀，水被染成黃色。氣香甜，味苦。以滋潤而有光澤、色紅、黃絲少者為佳。

2.乾紅花

為彎曲的細絲狀，暗紅棕色，帶有黃棕色部分。質輕鬆，無光澤及油渦感。其餘與濕紅花同。

功效作用 •————————————————

藏紅花為著名的珍貴中藥材，主要藥用部分為小小的柱頭，因此顯得十分珍貴。花含胡蘿蔔素類化合物，其中主要為藏紅花甙、藏紅花酸二甲酯，藏紅花苦甙及揮發油，油中主要為藏紅花醛等。

現代應用中，藏紅花內服還可以用於利膽保肝、調節免疫功能，而外用可治療糖尿病下肢潰瘍、褥瘡等。除此之外，藏紅花還具有涼血解毒、解鬱安神的作用，可以用於溫毒發斑（由於瘟疫等原因引發的肢體發斑）和憂鬱痞滿（憂鬱氣結於中脘，引起胃脘部痞悶滿脹等證）的治療，現代也有藏紅花治療抑鬱症的報導。

藏紅花常作菜餚調色和調味佐料。也是法式菜濃味燉魚和西班牙肉菜飯的重要成分。

常見的吃法有口服、泡水、泡酒等，藏紅花不宜使用太多。用油烹製時，溫度不宜過高。將藏紅花浸於熱的液體（可使用食譜上要求的液體）中 15 分鐘左右，可以使藏紅花的色澤更勻稱。

常用搭配 •————————————————

用於溫病熱入營血，發斑，發疹。藏紅花能涼血解毒，可單用，亦可與大青葉、板藍根等同用。

治痲疹熱盛血鬱，疹透不快或疹出過密，疹色晦暗不鮮者，常與紫草、赤芍配伍同用。

用於血瘀諸證。可單味煎服，也常與其他活血藥配用以增強藥力。如治痛經，經閉，藏紅花配益母草、丹參

等同用。

藏紅花活血之中又有散鬱開結功能，可用於各種痞結之證。由憂思鬱結所致胸膈滿悶，驚恐恍惚，單用本品沖湯服有效，或配鬱金同用。

人群宜忌

藏紅花可引起子宮節律性收縮，提高子宮的緊張性與興奮性，大劑量時可出現痙攣性收縮，子宮更為敏感，易引起流產，所以孕婦不能服用。

有胃潰瘍，或者一些長期胃潰瘍患者，不宜服用。

佳品選購

本品以乾紅花品質較佳。置陰涼乾燥處，密閉保存。

市面上偶有假冒的藏紅花，購買時要注意區分。

真藏紅花：

真正的藏紅花是由紫藍色的藏紅花蕊精製而成的，取樣品少許浸入水中，水被染成金黃色且逐漸向下，在水裡不會馬上變碎，而且水是亮亮的淺黃色，水面無油狀漂浮物。用放大鏡觀察，真品的一端膨大成喇叭狀，側面有裂縫。

假藏紅花：

假貨是其他花的花蕊甚至蘿蔔切成很細的絲，然後染色而成，泡水後蘿蔔會變碎，染色的會很快褪色，且水會變成紅色或者是橙黃並有油狀漂浮物。

摻偽的品種有藏紅花的雄蕊，黃花菜染色，玉蜀黍的花柱、柱頭，紅花，蓮鬚等。

藏紅花茶

【材料】取藏紅花花絲 5～10 根。

【做法】用開水浸泡。

【用法】代茶頻飲。沖泡 3～4 次後連同花絲一起服下。

【專家箴言】用於預防和保健，能起到很好的養心、美容作用。宜小量長期使用，其藥性溫和，效果很不錯。

藏紅花酒

【材料】藏紅花 3～4 克，白酒 500 毫升。

【做法】浸泡一週後飲用。

【用法】每日飲服 20～30 毫升。

【專家箴言】有健脾益氣、養血活絡的功效，主治腎虛血虧、頭暈腰疼、食少神疲、失眠等。

藏紅花粥

【材料】大米 100 克、藏紅花 10～20 根。

【做法】加水適量，煮粥共食。

【用法】每日 1 次，溫熱食用。

【專家箴言】適用於氣滯血瘀所致的外傷疼痛、慢性肝炎、冠心病、心絞痛、腦卒中後遺症等。

百合——好看、好吃又養心

性味 性寒，味甘。

歸經 歸心、肺經。

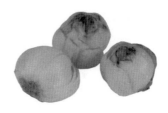

百合別名野百合、喇叭筒、山百合、藥百合。來源為百合科植物卷丹、百合或細葉百合的乾燥肉質鱗葉。秋季採挖，洗淨，剝取鱗葉，置沸水中略燙，乾燥。

百合的花供觀賞，地下鱗莖供食用，公元 4 世紀時，其食用和藥用價值就被人們發現。主要分佈在亞洲東部、歐洲、北美洲等北半球溫帶地區。全球已發現有百餘個品種，中國是其最主要的起源地，原產五十多種，是百合屬植物自然分佈中心。

在西方，百合得名於紀念聖母瑪利亞，象徵國家民族獨立和經濟繁榮。在中國，百合有百年好合、美好家庭、偉大的愛之含意，有深深祝福的寓意。

百合的觀賞價值毋庸置疑，它的營養價值、藥用價值和食用價值也是頗受歡迎，被譽為「萬蔬之尊」。民間每逢喜慶節日，都有互贈百合的風俗，或者將百合做成糕點之類的款待客人。

藥材性狀

本品呈長橢圓形，長 2～5 公分，寬 1～2 公分，中部厚 0.13～0.4 公分。表面類白色、淡棕黃色或微帶紫

色，有數條縱直平行的白色維管束。頂端稍尖，基部較寬，邊緣薄，微波狀，略向內彎曲。質硬而脆，斷面較平坦，角質樣。無臭，味微苦。

功效作用

百合有寧心安神、清心除煩之功，能治療心情抑鬱、失眠、神思恍惚等症，能滋養肺、胃，心悸患者可適量食用。百合鮮食乾食均可，是中國傳統的出口食品。

在中國，南方和北方都有用百合煲湯、熬粥的烹調方法，適合暑熱季節清暑除煩。現代研究表明，百合中含有蛋白質、脂肪、還原糖、澱粉、鈣、磷、鐵、多種維生素等營養物質，還含有秋水仙鹼等多種生物鹼。這些營養物質不但有非常好的營養滋補功效，而且還能防治秋季氣候乾燥引發的季節性疾病。中醫認為，鮮百合有養心安神、潤肺止咳之功，非常適合病後虛弱者食用。

常用搭配

1. 配銀耳

百合清香去火，銀耳脆嫩爽口，加點冰糖，更能清熱生津、解暑消煩、利咽潤腸。

2. 配蓮子

蓮子和百合都具有清心、安神、鎮靜的作用，搭配煮粥，可治療心煩失眠等症。

3. 配紅小豆

富含維生素的百合，與富含蛋白質和鐵的紅小豆搭

配，有補氣血、安定神經的功效。

4. 配紅棗

百合和紅棗都具有滋陰養血、安神的功效，適宜更年期潮熱、盜汗、急躁、易怒的女性搭配食用。

人群宜忌 ●────────────────

適宜體質虛弱，心慌，失眠多夢，遺精者食用。

適宜肺陰不足盜汗者食用。

手足冰冷，怕冷明顯，倦怠乏力，小便多的人，不宜吃性涼的百合或喝百合茶，而應該多喝黃耆、人參、肉桂、乾薑燉的湯及牛羊類火鍋。

平時大便乾結難解，或腹部脹滿之人忌食。

佳品選購 ●────────────────

新鮮的百合應挑選個大、瓣勻、肉質厚、色白或呈淡黃色的。

選購時還應注意剔除雜質、黑瓣、爛心或黴變者。

百合乾以乾燥、無雜質、肉厚、晶瑩透明者為佳。

▋ 百合粥

【材料】百合 10 克，綠豆 20 克，粳米 50 克，冰糖適量。

【做法】綠豆放到清水中浸泡；粳米淘洗乾淨後備用。鍋中倒入適量清水，水沸後放入粳米、綠豆、百合、冰糖，開小火煮半小時至米熟豆爛即可。

【用法】溫熱服用。

【專家箴言】此粥之中的百合有清心安神、養陰潤肺之功；綠豆有清暑益氣、止渴利尿之功，非常適合暑熱季節食用；粳米有健脾胃、培中氣之功。三者一同熬粥，不但有益於身體之滋補，而且能清心安神。

西芹百合炒腰果

【材料】西芹 100 克，百合、胡蘿蔔、腰果各 50 克，食鹽、白砂糖、植物油各適量。

【做法】將百合切去頭尾後分成幾瓣；西芹洗淨後切丁；胡蘿蔔洗淨後切薄片。將炒鍋置於火上，倒入適量植物油，冷油小火放入腰果炸至酥脆，撈出，控油備用；倒出一半的油，開大火把剩下的油燒熱後放胡蘿蔔片、西芹丁，開大火翻炒 1 分鐘左右；放入百合，調入少量食鹽、白砂糖翻炒 1 分鐘，關火，撒入腰果，翻炒均勻後即可。

【用法】佐餐食用。

【專家箴言】此菜清脆爽口，還能養心安神。

百合粥

【材料】百合 30 克，粳米 60 克，白糖適量。

【做法】先將百合與粳米分別淘洗乾淨，放入鍋中加水，用小火煨煮。待百合與粳米熟爛時，加白糖適量，即可食用。

【用法】溫熱食用。

【專家箴言】對老年人及久病後身體虛弱而有心煩失眠、低熱易怒者尤為適宜。如在百合粥中加入甜杏仁 9 克同煮，即成百合杏仁粥，頗適宜於肺陰虧虛之久咳、乾咳無痰、氣逆微喘等患者食用。

炒百合

【材料】百合、裡脊片各 50 克，雞蛋 1 枚，鹽、澱粉各適量。

【做法】百合用鹽、蛋清抓漬，濕澱粉拌和，同入油鍋中翻炒至熟，加入適量的調味品即成。

【用法】佐餐食用。

【專家箴言】此菜味醇而不膩，脆甜清香，具有補益五臟、養陰清熱的作用。久病胃口不開之人食用此菜，還能增進食慾。

柏子仁——安五臟，養心氣

性味 性平，味甘。

歸經 歸心、腎、大腸經。

柏子仁，又名柏實、柏子、柏仁、側柏子，是柏科植物側柏的乾燥成熟種仁。藥用始載於漢朝的《神農本草經》，並被列為上品，稱其有「主驚悸、安五臟、益氣、除濕痺，久服令人潤澤、美色、耳

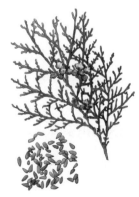

目聰明、不飢不老、輕身延年」的功效。在《本草綱目》中也有「養心氣、潤腎燥、益智寧神」的記載。

秋、冬二季採收成熟種子，曬乾，除去種皮，收集種仁。主產於中國山東、河南、河北等地，此外，陝西、湖北、甘肅、雲南等地亦產。

臨床實踐證明，柏子仁是一味理想的滋補強壯、養心安神良藥。凡是血虛老人，體弱患者，都可經常食用。適用於素體陰虧、年老虛衰、產後羸弱等腸燥便秘之症。另外，蜂蜜甘而滋潤，能滑利大腸，內服可使大便通暢。對腸燥便秘，體虛而不宜攻下通便藥物的甚為適宜。

二藥同米煮粥，其味頗佳，患者樂於服食，可收滋補強壯，養心潤腸之效。

藥材性狀

種仁呈長卵圓形至長橢圓形，亦有呈長圓錐形者，長 0.3～0.7 公分，直徑 0.15～0.3 公分。

鮮品淡黃色或黃白色，久置則顏色變深而呈黃棕色，並有油滲出。外面常包有薄膜質的內種皮，頂端略尖，圓三棱形，並有深褐色的點，基部鈍圓，顏色較淺。斷面乳白色至黃白色，胚乳較多，子葉 2 枚或更多，均含豐富的油質。氣微香，味淡而有油膩感。

功效作用

《本草綱目》曰：「柏子仁，性平而不寒不燥，味甘而補，辛而能潤，其氣清香，能透心腎，益脾胃，蓋上

品藥也，宜乎滋養之劑用之。」

　　柏子仁為性質平和的安神藥，在鎮靜的同時又兼有一定補性，對心血虛而致失眠、驚悸、大便燥結、自汗的患者，可作為補養藥常服。

　　用於治療失眠，性能和功用與酸棗仁大致相同，且多配合用柏子寧心湯、補心丹。

　　兩者的區別是：柏子仁專治心血虧損而致的失眠，酸棗仁兼治肝膽虛火引起的失眠。

　　用於治療便秘，適宜於陰虛、產後和老人的腸燥便秘，性質和緩而無副作用，常與火麻仁同用，方入三仁丸。體虛較甚者則配肉蓯蓉、當歸等。

常用搭配

1.配酸棗仁、五味子

　　用治血不養心所引起的虛煩不眠、驚悸怔忡等，可與酸棗仁、五味子配伍。

2.配人參、五味子。

　　陰虛火旺而致的夜寐不安、盜汗。如柏子仁丸。

3.配生地黃、玄參

　　如心腎不足，陰虛陽亢所致的虛煩不眠、心悸、健忘、口燥咽乾、舌紅少苔，可配伍生地黃、玄參等養心滋腎藥，如天王補心丹。

4.配杏仁、鬱李仁

　　以增強其潤下之功，如五仁丸。

人群宜忌 ●━━━━━━━━━━━━━━

《本草經疏》中曰：「柏子仁體性多油，腸滑作瀉者勿服，膈間多痰者勿服，陽道數舉、腎家有熱、暑濕什瀉，法鹹忌之。」

佳品選購 ●━━━━━━━━━━━━━━

本品以粒飽滿、黃白色、油性大而不泛油、無皮殼雜質者為佳。

▌柏子仁茶

【材料】柏子仁 500 克。

【做法】上藥除去殘留的外殼和種皮後研碎，瓷器貯存。如治心悸、失眠證可炒香；腸燥便秘者宜生用。每日早晚各取 15～20 克，放保溫杯中，沖入沸水蓋燜 15 分鐘。

【用法】代茶頻飲。如治腸燥便秘，可在入睡時頓服。

【專家箴言】本方出自《氣功藥餌療法與救治偏差手冊》，能養心安神、益智、潤腸。主治血虛心悸、失眠、盜汗。

▌柏子仁豬心湯

【材料】柏子仁、山藥、紹酒各 10 克，大棗 1 枚，豬心 1 個，薑 5 克，蔥少許，鹽 3 克，雞湯 1500 毫升。

【做法】柏子仁洗淨；大棗去核；山藥切片；豬心

洗淨，用沸水燙一下，撈起切片；薑拍鬆，蔥切花。豬心片裝入碗內，加入紹酒、薑、蔥、鹽，醃漬 30 分鐘。把雞湯放入鍋內，置武火上燒沸，放入柏子仁、大棗、山藥片，用文火煎煮 25 分鐘，再放入豬心片，煮 10 分鐘即成。

【用法】佐餐食用。

【專家箴言】滋補氣血、養心安神。

柏子仁蒸仔雞

【材料】柏子仁、麥冬各 10 克，黨參 15 克，仔雞 1 隻，薑 5 克，鹽 3 克，上湯 300 毫升，紹酒、醬油各 10 毫升，蔥少許。

【做法】仔雞宰殺後，去毛、內臟及爪；麥冬洗淨去心；黨參切片。把雞放入蒸盆內，加入紹酒、醬油、鹽、薑、蔥、柏子仁、麥冬、黨參，再加入上湯 300 毫升。把蒸盆置武火大氣蒸籠內，蒸 50 分鐘即成。

【用法】佐餐服食。

【專家箴言】滋陰補氣，寧心安神。適用於心氣不足，陰虧肝鬱型冠心病患者食用。

柏子仁粥

【材料】柏子仁 15 克，粳米 100 克，蜂蜜適量。

【做法】粳米淘洗乾淨，用冷水浸泡半小時，撈出，瀝乾水分。將柏子仁揀淨，拍碎。取鍋放入冷水、粳米、柏子仁，先用旺火煮沸，再改用小火熬煮至粥成，調

入蜂蜜攪勻，再沸即可。

【用法】溫熱食用。

【專家箴言】補血、安神，適用於失眠。

■ 雙仁茶

【材料】酸棗仁、柏子仁各 15 克，大棗 6 枚。

【做法】同入杯中，加沸水沖泡後加蓋悶 15 分鐘許，即成。一般可連續沖泡多次。

【用法】每日 1 劑，代茶頻飲。

【專家箴言】有養心、安神、益寐的功效，四季均宜用。

⊞ 龍眼——甜蜜的安神藥

性味 味甘，性溫。

歸經 歸心、脾經。

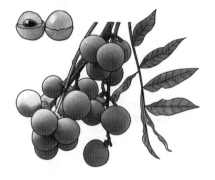

龍眼是無患子科植物龍眼的假種皮。主產於福建、廣東、廣西、四川等地，此外台灣、雲南和貴州南部也有出產。其中福建產量占中國總產量的 50%。龍眼因其種圓黑光澤，種臍突起呈白色，看似傳說中「龍」的眼睛，所以得名。新鮮的龍眼肉質極嫩，汁多甜蜜，美味

可口，實為其他果品所不及。鮮龍眼烘成乾果後即成為中藥裡的龍眼。

龍眼是中國南部和東南部著名果樹之一，常與荔枝相提並論。龍眼含豐富的葡萄糖、蔗糖和蛋白質等，含鐵量也比較高，可提高熱能、補充營養。

《神農本草經》中記載龍眼：「主安志，厭食，久服強魂，聰明輕身不老，通神明。」《本草求真》中也說龍眼氣味甘溫，多有似於大棗，但此甘味更重，潤氣尤多，於補氣之中，又更存有補血之力，故書載能益脾長智，養心保血，為心脾要藥。

藥材性狀

龍眼的鮮果近球形，直徑 1.2～2.5 公分，通常黃褐色或有時灰黃色，外面稍粗糙，或少有微凸的小瘤體；種子茶褐色，光亮，全部被肉質的假種皮包裹。花期春夏間，果期夏季。鮮龍眼烘成乾果後即成為中藥裡的龍眼。生藥龍眼肉由頂端縱向裂開，有不規則塊片，氣香，味濃甜而特殊。表面黃棕色，半透明；靠近果皮的一面皺縮不平，粗糙，靠近種皮的一面，光亮而有縱皺紋。

功效作用

龍眼有補血安神、益腦養心的作用，特別適用於因神經衰弱或是思慮過度所引起的心慌心悸、頭暈失眠的人群食用。龍眼因為含有大量有益人體健康的微量元素而成為一味良藥。有滋補強體、補心安神、養血壯陽、益脾開

胃、潤膚美容等功效，主治貧血、短氣、心悸、失眠、健忘、神經衰弱及病後產後身體衰弱、腸風下血、脾虛泄瀉、產後水腫等症。

龍眼中含有大量的葡萄糖、蛋白質和鐵質，這幾種成分能促進骨髓對血紅蛋白的合成，增加血液的總容量。常吃龍眼能促進造血功能，治療血虛、氣虛。可作為病後復原、貧血萎黃、神經衰弱者的保健品。

龍眼和何首烏一樣是抗衰老的天然食品，能選擇性地抑制酶的活性，降低體內自由基的含量，從而起到抗衰老的作用。同時龍眼中含有較多的蛋白質，其中部分屬於膠原蛋白，食用後能補充皮膚所需的膠原蛋白，使皮膚充滿彈性，有美容養顏、延緩衰老的作用。

常用搭配 ●

李時珍對龍眼有較高的評價，他在《本草綱目》中寫道：「食品以荔枝為貴，而資益則龍眼為良，蓋荔枝性熱，而龍眼性和平也。」《藥品化義》更寫出了龍眼與其他藥物的配伍應用：「龍眼，大補陰血，凡上部失血之後，入歸脾湯同蓮肉、芡實以補脾陰，使脾旺統血歸經。如神思勞倦，心經血少，以此助生地黃、麥冬補養心血。又筋骨過勞，肝臟空虛，以此佐熟地、當歸，滋補肝血。」

在臨床用藥時，除龍眼湯用龍眼一味外，其餘皆為複合處方。應用最廣的就是歸脾湯。

本方源於《濟生方》，除龍眼外，藥物組成還有白

尤、茯苓、黃耆、酸棗仁、人參、木香、甘草、當歸、遠志等。再用生薑、大棗為引，主要功效為健脾養心、益氣補血。

人群宜忌 ●─────────────────

　　龍眼雖然營養豐富，但孕婦不宜服用。女性受孕後，大多陰血偏虛，滋生內熱，服用龍眼肉後會助熱，引起胎熱，不僅不能保胎，反而會引起流產或早產。心虛火旺、風熱感冒、消化不良而致腹脹、痰濕偏盛者忌用。

佳品選購 ●─────────────────

　　購買時應注意與瘋人果相鑑別，瘋人果又叫龍荔，有毒，它的外殼較龍眼平滑，沒有真龍眼的鱗斑狀外殼，果肉黏手，不易剝離，也沒有龍眼肉有韌性，僅有點兒帶苦澀的甜味。

　　龍眼作為水果宜鮮食，變味的果粒不要吃。

▌龍眼燉蛋

　　【材料】雞蛋 4 個，清湯 3 碗，龍眼肉乾 2 大匙。

　　【做法】龍眼肉乾用溫水洗淨。取 4 個飯碗，每碗放 6〜7 分滿的水及蛋 1 個，平均放入龍眼肉乾，再放入蒸鍋中。蒸約 5〜8 分鐘即可食用，如喜食較甜者，可事先多加些冰糖。

　　【用法】溫熱食用，分早、晚服。

　　【專家箴言】補氣血、益心氣、安神美容。

補血安神湯

【材料】龍眼肉 15 克，蓮子、芡實各 20 克。

【做法】上藥加水熬煮至蓮子酥爛即可。

【用法】食用時，可加蜂蜜或白糖調味。

【專家箴言】健腦安神、益脾養血。可用於記憶力衰退、失眠、神經衰弱等症狀的調理，還可用於夏季脾胃功能減退導致的食慾不佳。

益氣養血湯

【材料】龍眼肉、當歸、枸杞子各 15 克，雞肉 250 克。

【做法】上藥加水用文火慢燉，吃肉飲湯。

【用法】溫熱食用。

【專家箴言】用於年老氣血虛弱、產後體虛乏力、營養不良引起的貧血等症。

龍眼紅棗蓮子糖水

【材料】龍眼肉 15 克，紅棗 25 克，蓮子適量。

【做法】洗淨材料後，以 3 碗水煲成 1 碗，用中火煲約 1 小時即成。

【用法】溫熱服用，每日 1 劑。

【專家箴言】龍眼能溫血補氣，蓮子能健脾止寒，此糖水除了好喝、方便之外，還能使氣色更好，是日常的美容良方。

龍眼粥

【材料】龍眼乾、芡實各 15 克，粳米 60 克，蓮子 10 克，白糖少許。

【做法】上藥加水煮粥。

【用法】溫熱食用，可加少許白糖調味。

【專家箴言】適用於貧血、神經衰弱、心悸怔忡。

牡蠣肉──治夜不眠、意不定

性味 性平，味甘、鹹。

歸經 歸心、肝經。

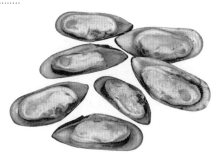

牡蠣肉為牡蠣科動物近江牡蠣、長牡蠣、大連灣牡蠣、密鱗牡蠣等的肉體部分。牡蠣又叫生蠔，是所有食物中含鋅最豐富的，每 100 克牡蠣肉含水分地區 87.1%，含鋅 71.2 毫克，是很好的補鋅食物。在亞熱帶、熱帶沿海地區都適宜牡蠣的養殖，在中國的分佈很廣，北起鴨綠江，南至海南島，沿海皆可產牡蠣，鹹淡水交界所產尤為肥美。中國傳統人工養殖的牡蠣區稱蠣塘或蠔塘。石蠔附石而生，竹蠔則插竹海邊為浮田，亦稱蠔塘。

根據產地的不同，牡蠣的形態也有所區別。長牡蠣主要分佈於天津、遼寧、山東、河北沿海地區，為長條

形，長度可達 35 公分；近江牡蠣主要分佈於遼寧、河北、山東、浙江、廣東、福建等沿海地區，多呈類圓或卵圓形；大連灣牡蠣主要分佈於山東、遼寧、河北、福建、廣東等沿海地區，多為類三角形，鱗片稍堅呈水波狀。

藥材性狀

長牡蠣右殼較小，鱗片堅厚，層狀或層紋狀排列，殼外面平坦或具數個凹陷，淡紫色、灰白色或黃褐色，內面瓷白色，殼頂兩側無小齒。

大連灣牡蠣背腹緣呈八字形，右殼外面淡黃色，具疏鬆的同心鱗片，鱗片起伏成波浪狀，內面白色。左殼同心鱗片堅厚，自殼頂部放射助數個，明顯，內面凹下呈盒狀，鉸合面小。

近江牡蠣右殼外面稍不平，有灰、紫、棕、黃等色，環生同心鱗片，幼體者鱗片薄而脆，多年生長後鱗片層層相疊，內面白色，邊緣有時淡紫色。

功效作用

牡蠣肉可滋陰養血，能治煩熱失眠，心神不安，丹毒。牡蠣肉中富含蛋白質，每百克新鮮牡蠣肉含蛋白質11.3 克，其蛋白質不只氨基酸的組成成分全面，還具有相當數量的牛磺酸，勝過牛乳。古代中醫認為，牡蠣「味美且益人，為海上品」。漢朝就有插竹養蠣。《神農本草經》說：「牡蠣有三，皆生於海。」唐代的牡蠣已是海中珍饈，明朝時牡蠣有「西施乳」之稱。崔禹錫在《食經》

中說「牡蠣肉治夜不眠，治意不定」。經常食用可以減少陰虛陽亢所致的煩躁不安、心悸失眠、頭暈目眩及耳鳴等症狀。牡蠣中所含的多種維生素、礦物質，特別是硒，可以調節神經、穩定情緒。

常用搭配

1.用於神志不安，心悸怔忡，失眠等症

牡蠣能重鎮安神，臨床用於神志不安、心悸、失眠等症，常與龍骨等配合應用。

2.用於肝陽上亢、頭暈目眩，以及肝風內動、驚癇、四肢抽搐等症

牡蠣有養陰潛陽的作用，故適用於肝陰不足、肝陽上亢之症，往往配伍珍珠母、鉤藤等同用；用於邪熱傷陰、虛風內動，又可配伍龜板、鱉甲等同用，有養陰熄風的功效。

3.用於遺精、崩漏、虛汗、泄瀉、帶下等症

牡蠣又具有良好的收澀作用，對體虛滑脫之症，常與龍骨配伍應用。

人群宜忌

一般人群均可食用，病虛而多熱者宜用。

易出血者禁服。該品多服久服，易引起便秘和消化不良，甚至會導致心臟失血。

《七卷食經》中曰：「有癩瘡不可食。」《本草求原》中記載：「脾虛精滑忌。」

佳品選購

牡蠣以殼色澤黑白明顯者為佳，去殼之後的肉完整豐滿，邊緣烏黑，肉質帶有光澤、有彈性。如果牡蠣韌帶處泛黃或者發白，則不新鮮。

清洗牡蠣時，最好戴乳膠手套，把牡蠣放入水中，用刷子把牡蠣殼上附著的泥沙刷洗乾淨。

如果買的是新鮮的牡蠣肉，裡面往往混有破碎的牡蠣殼或其他雜質，在其中滴入適量的植物油（花生油），比較容易清洗乾淨。

新鮮的牡蠣在溫度很低的情況下，如零度以下的時候，可以多存活5～10天，但是其肥度就會降低，口感也會有變化，所以盡量不要存放，現買現吃。

牡蠣濃湯

【材料】牡蠣肉 20 顆，白葡萄酒 1／2 杯，奶油 3 大匙，麵粉 1／2 杯，牛奶 3 杯，雞高湯 2 杯，鮮奶油 1／2 杯，鹽、胡椒粉各少許。

【做法】將牡蠣肉洗淨，瀝乾水份，放入湯鍋內，加入 1／2 杯白葡萄酒，蓋上鍋蓋，用小火煮約 2 分鐘，如果發現湯汁稍乾，可加入少許清水，熄火後備用。將鍋預熱，放入奶油，再用小火將麵粉放入炒均勻，加入牛奶、雞高湯及調味料，轉中火煮開，最後加入做好的牡蠣湯料以及鮮奶油，一起拌勻即可盛入湯盤中。

【用法】佐餐食用。

【專家箴言】有良好的滋補功效，能養腎、安神。

牡蠣蒸米飯

【材料】牡蠣肉 50 克，醬油 4 大勺，辣椒麵 1 小勺，切好的蔥 1 大勺，蒜蓉 1 大勺，麻油、芝麻、胡椒粉各少許。

【做法】牡蠣肉用鹽水洗淨並除去水分。把飯蒸的半熟，並在燜的時候放牡蠣蒸熟。把飯盛在碗裡，加佐料拌著吃。

【用法】熟後加佐料拌飯吃。

【專家箴言】牡蠣肉是很好的藥食同源的材料，常食既能補充營養，又能美容養顏。

皮蛋牡蠣粥

【材料】皮蛋 2 個，鮮牡蠣肉、粳米各 100 克，蔥花、油、魚露各適量。

【做法】將皮蛋去除泥料及外殼，每個切成 12 等份，牡蠣肉洗淨。

把粳米淘洗乾淨，放入鍋內加適量清水，煮成稀粥，再加入皮蛋、牡蠣肉、蔥花、魚露、油適量調味，再煮沸片刻，即可食用。

【用法】每天 2 次，連用 5 天。

【專家箴言】此粥滋陰、降火、美容。適用於操勞、熬夜過度之陰虛燥熱、神疲、面色無華者。

樹子蒸牡蠣

【材料】牡蠣肉 200 克，豆腐 1 小塊，樹子（破布

子）、蔥花、生抽、蒜末、豆豉各 1 大匙，薑末、麻油、沙拉油各 1 茶匙，辣椒末少許，糖 1/4 茶匙。

【做法】牡蠣肉抓洗乾淨，瀝乾水分後，鋪在豆腐丁上。豆腐切成小塊，鋪在盤中。

將豆豉剁數刀（不要太碎），加上其餘的調味料拌勻，平鋪在牡蠣豆腐上，並撒下蒜末、薑末和辣椒末，上蒸鍋用大火蒸 8 分鐘後，再撒下蔥花，續蒸 30 秒後，迅速起鍋即可食用。

【專家箴言】開胃、健脾，對燥熱性的虛火上升、口苦口臭、肺部積熱難安功傚尤佳。

牡蠣糙米粥

【材料】牡蠣、腐竹各 30 克，糙米 80 克，鹽 3 克，蔥花、薑、胡椒粉、麻油、料酒各適量。

【做法】糙米洗淨泡發；牡蠣取肉洗淨，用料酒醃漬去腥；腐竹洗淨切絲。鍋中添水煮沸，放入糙米、牡蠣煮至七成熟，放腐竹、薑絲，煮至米粒開花，加鹽、胡椒粉、麻油調勻，撒蔥花即可。

【用法】溫熱食用。

【專家箴言】有滋補肝腎、促進食慾的功效，也可補氣血。

黃耆──補氣諸藥之最

性味 味微溫，性甘。

歸經 歸肺、脾、肝、腎經。

黃耆，又名黃芪、北耆，為植物和中藥材的統稱。黃耆是中藥補氣藥中最為常用，且功效顯著的一味藥物，除能治療因氣虛引起的多種病症外，更有良好的保健防病作用。

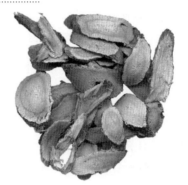

清朝繡宮內稱其為「補氣諸藥之最」，民間也流傳著「常喝黃耆湯，防病保健康」的順口溜，意思是說經常用黃耆煎湯或用黃耆泡水代茶飲，具有良好的防病保健作用。

黃耆和人參均屬補氣良藥，人參偏重於大補元氣，回陽救逆，常用於虛脫、休克等急症，效果較好。而黃耆則以補虛為主，常用於體衰日久、言語低弱、脈細無力者。有些人一遇天氣變化就容易感冒，中醫稱其為「表不固」，可用黃耆來固表，常服黃耆可以避免經常性的感冒。

黃耆的藥用歷史迄今已有 2000 多年了，始見於馬王堆漢墓出土的帛書「五十二病方」，《神農本草經》將其列為上品。明《本草綱目》載「耆長也，黃耆色黃，為補者之長，故名……」。《本草匯言》載「黃耆，補肺健

脾，衛實斂汗，袪風運毒之藥也……」。《本草逢原》載「黃耆能補五臟諸虛，治脈弦自汗，瀉陰火，去肺熱，無汗則發，有汗則止」。

功效作用 ●━━━━━━━━━━━━━━━━━━

日常生活中，很多人都有過這樣的體會，常常感覺身體乏力，稍微活動一下就會心慌、呼吸急促、易出汗，稍不留意就會感冒，而且感冒之後不易痊癒，常常需要打點滴才能緩解。

在悶熱的天氣中，只要在相對封閉的環境中待得久些，就會出現頭昏、胸悶、心慌、氣促等不適，甚至在寒冷的冬季，這種情形也經常發生。

雖然這些症狀明顯，卻一般無須用藥，只要改變環境，換個通風之處，症狀即可得到緩解，同時配合喝些黃耆水，20 天為 1 個療程。

黃耆是一種傳統的補益中藥，有補氣升陽、益氣固表、消水腫的作用，而它最突出的作用就是補氣，黃耆對各類氣虛都有補益作用。黃耆治療氣虛的虛在表、虛在肌膚的人，也就是氣虛症狀較淺，尚未深及臟腑，元氣還沒有被消耗殆盡。生活中很多氣虛者都虛在其表，未傷及根本，用人參來補氣太過，而用黃耆則剛好。所以對於多數人而言，用黃耆補氣是最好的。

常用搭配 ●━━━━━━━━━━━━━━━━━━

與芍藥、甘草、桂枝、良薑、飴糖等藥配伍可以治

療脾胃虛寒、慢性腸炎、胃炎、腹瀉等症。

　　與升麻、甘草、當歸、人參、柴胡等藥物配伍可治療內臟下垂、脫肛、子宮下垂等症；與茯苓、菟絲子、白朮、當歸等配伍能治療婦科疾病。

　　與防風、麻黃根、浮小麥配伍是治療年老體弱者所患表虛感冒的良藥。

　　黃耆有補氣利尿、消腫等功效，與茯苓、薏苡仁、防己等藥配伍時又是治療急慢性胃炎的良藥。

人群宜忌

　　一般而言，陰虛火旺、感冒、手心愛出汗的人不宜服用黃耆，經常口腔潰瘍、咽喉腫痛、易上火者應少用黃耆補氣。

　　服用黃耆的時候盡量避免同食蘿蔔，否則蘿蔔的破氣之功會破了黃耆之氣。最後提醒大家注意一點，黃耆每次的服用量不宜過多，否則補氣太足，易出現頭暈、噁心等身體不適症。

佳品選購

　　挑選黃耆，首先要看外皮，外皮發白，內心發黃為佳；再看切片斷面有沒有洞，因為黃耆容易霉蛀，有黑洞的就不太好；然後可以湊近聞一聞，如果有一股豆腥氣撲鼻而來，就是好的；最後放到嘴裡嚼一嚼，味道是有一點點微甜的。

桂花黃耆茶

【材料】桂花 1 克，絞股藍、康仙花各 2 克，黃耆、枸杞子各 5 克。

【做法】將黃耆、枸杞子清洗乾淨，備用；將桂花、絞股藍和康仙花放入杯中，倒入沸水直至沒過材料，5 秒內倒出茶湯以潤茶。最後將黃耆、枸杞子一起加入到茶杯中，再次沖入沸水，蓋上蓋子，浸泡約 5 分鐘即可飲用。

【用法】代茶頻飲。

【專家箴言】這款桂花黃耆茶可以清熱解毒、明目，而且還可以滋陰，可有效緩解煩躁、失眠健忘，而且還可以起到抗衰的作用，是不錯的養生保健茶品。

黃耆洋參茶

【材料】黃耆 9 克，西洋參片 3 克，蜂蜜適量。

【做法】用沸水溫燙茶杯，將黃耆和西洋參一起放入杯中，倒入沸水，蓋上杯蓋，悶泡約 10 分鐘即可。也可以準備一個煮鍋，將黃耆、西洋參加入鍋中，加入適量的水，煮沸後轉小火煮 20 分鐘即可離火。待湯水溫熱後，加入適量蜂蜜，調勻即可飲用。

【用法】代茶頻飲。

【專家箴言】適用於氣虛乏力、失眠、上火煩躁時飲用。

黃耆當歸湯

【材料】豬心 1 個，川芎 12 克，黃耆、黨參、當歸各 18 克，食鹽適量。

【做法】將豬心切開洗淨，黃耆、黨參、當歸、川芎用紗布包好紮緊，與豬心同入鍋中，加適量清水燉 3～4 小時，除去紗布包，加鹽調味。

【用法】食豬心飲湯。

【專家箴言】豬心和上述幾味中藥都有補心益氣之功。

黃耆燉雞

【材料】取黃耆 30 克，童子雞 1 隻，大棗 5 枚，生薑數片。

【做法】將童子雞處理乾淨後，把黃耆用紗布包好，塞入雞腹內，放入大棗和生薑，之後將雞腹重新紮牢，放到砂鍋中，加入適量清水，大火燒開後，轉成小火繼續燉至雞肉酥爛即可。

【用法】溫熱服用。

【專家箴言】這道藥膳色香味俱全，而且有非常好的養心補氣作用，是理想的補氣佳餚。

黃耆枸杞乳鴿

【材料】黃耆、枸杞子各 30 克，乳鴿 1 隻，料酒、精鹽、味精、薑片、雞清湯、雞油各適量。

【做法】將乳鴿宰殺，去毛、內臟，斬腳爪，洗

淨，放入沸水中汆一會兒，撈出洗淨，斬塊後放燉盅內。黃耆、枸杞子分別洗淨，放入燉盅內。將料酒、精鹽、味精、薑片、雞清湯同放燉盅內，上籠蒸到肉熟爛，取出後揀出薑、黃耆，淋上雞油即成。

【用法】佐餐食用。

【專家箴言】此方具有補氣壯陽、固表止汗、解毒祛風之功用。適於中氣虛弱、體倦乏力，表虛自汗及癰疽瘡潰久不癒合之人食用。

黃耆陳皮粥

【材料】黃耆 30 克，陳皮末 3 克，粳米 100 克，紅糖適量。

【做法】黃耆水煎 3 次，去渣取汁，同粳米共煮為粥，再加陳皮末稍煮，最後加紅糖。

【用法】每日 1 次，連食 5～7 天即可。

【專家箴言】黃耆擅補氣固表，為補脾益氣主藥，又長於溫運陽氣，為利水消腫佳品，而陳皮也能理氣調中。

黃耆豬肝湯

【材料】豬肝 500 克，黃耆 60 克，精鹽少許。

【做法】將豬肝洗淨，黃耆洗淨，切片，用紗布包好。砂鍋置火上，加適量水，放入黃耆包、豬肝，共煮成湯，熟後去黃耆包，將豬肝切片，加精鹽少許調味，即可吃肝飲湯。

【用法】佐餐服食。

【專家箴言】補血養氣，適合氣血虧虛者服食。

當歸黃耆燉羊肉

【材料】當歸 20 克，炙黃耆 30 克，鮮羊肉 250 克，食鹽、蔥、薑、蒜、陳皮各適量。

【做法】將當歸、黃耆用布包好；鮮羊肉洗淨，切成 2 公分見方的小塊備用。

將羊肉塊及布包好的當歸、黃耆一同放入加有 1500 毫升清水的砂鍋中，武火至沸，然後改為文火，並加入蔥、薑、蒜、陳皮各適量，煮 40～60 分鐘。待肉爛後，加入食鹽即可。

【用法】佐餐食用，隔日 1 次，可連用 10 次。

【專家箴言】此方對於改善氣血不足的臨床症狀有明顯作用。

黃耆紅棗茶

【材料】黃耆 3～5 片，紅棗 3 粒。

【做法】紅棗用溫水泡發洗淨後，去核（不去核會有些燥熱，如果體質比較寒也可以不去核）。黃耆和紅棗用清水浸泡 20～30 分鐘（正常煎中藥都需要把藥材泡 20～30 分鐘，以便於藥性的析出）。點火，煮開以後轉小火煮 20 分鐘以上。

【用法】代茶飲用，每日 1～2 劑，不拘時間。

【專家箴言】此方可排毒養顏，補氣安神。

遠志──養心安神的代表

性味 性溫，味苦、辛。

歸經 歸心、腎經。

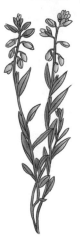

遠志是養心安神的中藥。多年生草本植物。莖細，葉子互生，線形，總狀花序，花綠白色，蒴果卵圓形。根入藥，有安神、化痰的功效，又名小草，為遠志科植物細葉遠志的根。春季出苗前或秋季地上部分枯萎後挖取根部，除去殘基及泥土，陰乾或曬乾。

趁新鮮時，選擇較粗的根用木棒摟鬆或用手搓揉，抽去木心，即為「遠志筒」；較細的根用棒捶裂，除去木心，稱「遠志肉」；最細小的根不去木心，名「遠志棍」。

藥材性狀 ●───────────────────

本品呈圓柱形，略彎曲，長 3～15 公分，直徑 0.3～0.8 公分。

表面灰黃色至灰棕色，有較密並深陷的橫皺紋、縱皺紋及裂紋，老根的橫皺紋較密、更深陷，略呈結節狀。質硬而脆，易折斷。

斷面皮部棕黃色，木部黃白色，皮部易與木部剝離。氣微，味苦、微辛，嚼之有刺喉感。

功效作用

本品助陽上升，可溫養心火。心火能制腎水氾濫而助真陽，腎水又能制心火，使其不致過亢而益心陰。凡心腎不交之不寐，健忘、多夢、耳聾等症，皆可用本品交通心腎，使其水火相濟。

遠志入心經，心主神明，《靈樞·邪客》中說：「心者，五臟六腑之大主也，精神之所舍也。」本品具養心安神之功，可用治心悸著驚，心陽不振，心血虧虛，心氣虛損等證。

《本草匯言》中說：「遠志……獨一味釀酒，能治癰疽腫毒。」遠志辛行溫通。消腫解毒，或用於癰腫、瘡疽等症。

《本草再新》載遠志可「行氣散鬱」。《本草匯言》云遠志能「獨一味煎膏能治心下膈氣，心氣不舒」。情志不舒，肝鬱抑脾，耗傷心氣及氣機鬱滯而致鬱證，其中心情抑鬱，情緒不寧屬心脾兩虛者，可見思多善慮，心悸膽怯，少寐健忘，面色不華，頭暈神疲，食慾不振，舌淡，脈細弱等。遠志入心、脾經，補心血，其味辛尚能醒發脾氣，補益心脾，行氣解鬱，乃為鬱證屬心脾兩虛者之佳品。

常用搭配

1.配朱茯神

朱茯神寧心安神，遠志交通心腎，安神益志。心陽下交於腎，腎陰上承於心，水火相濟，則寐安腦健，神清

志明。二藥配伍，安神定志之功力倍增，且一偏於安神寧心兼健脾滲濕，一偏安神益智兼散鬱化痰，對神志不寧，心腎不交之驚悸，少氣及失眠有效。

2. 配酸棗仁

酸棗仁養心益肝，安神斂汗；遠志肉安神益智，養心助脾，交通心腎。陰血不足，以致「陽亢不入於陰，陰虛不受陽納」，可呈夜寐不安，時而驚悸膽怯。當治宜滋陰養血，使陰血充盈，心肝得養而神安驚止，陰陽濟而睡眠寧。

二藥相伍，既滋陰養血，又交通心腎，善治肝血不足，心腎不交之失眠、驚悸、膽怯。

3. 配蓮子心

蓮子心清泄心熱而交通心腎，善治心火妄動，不能下交於腎之陰精失守，遠志肉能通腎氣，上達於心而安神益智。二藥合用，既能清心熱，又能益腎志而交通心腎，頗宜用治心腎不交，心火上炎諸症。

4. 配桔梗

桔梗味辛苦，性平，入肺經，宣肺祛痰且可排膿療癰，古有桔梗「諸藥舟，載之上浮」之說；遠志味辛苦，性微溫，歸心肺腎經，散鬱化痰並能消腫止痛。

二藥伍用，理氣解鬱，宣肺祛痰力增，宜治肺熱燥咳，痰多壅滯。

人群宜忌

有胃炎及胃潰瘍者慎用。

佳品選購 •————————————————————

遠志筒以筒粗、肉厚、皮細、色嫩、去淨木心者為佳。

遠志棗仁粥

【材料】遠志肉、炒棗仁各 10 克，粳米 50 克。

【做法】先將粳米淘洗乾淨，放入鍋內，用清水煮粥。開鍋後放入遠志、棗仁，煮熟即可。

【用法】此粥可在晚間作為夜宵食用。

【專家箴言】此粥寧心安神，對於心血不足、痰擾於神而引起的驚悸健忘、不寐多夢等症具有良好的緩解效果。

遠志酒

【材料】遠志 10 克，白酒 500 毫升。

【做法】將遠志研成末狀，浸入白酒。

【用法】浸泡 3 日即可飲用，每日服用 1 小盅。

【專家箴言】此酒安神益智、消腫止痛，適用於治療驚悸失眠、癰疽腫毒等症。

遠志湯

【材料】遠志 10 克。

【做法】遠志加水煎 30 分鐘，取汁。

【用法】1 日內分 2 次溫服。

【專家箴言】此湯適用於驚悸失眠、夢遺等症。

遠志丸

【材料】遠志、石菖蒲各 30 克，茯神、人參、龍齒、白茯苓各 15 克。

【做法】將上述藥物研為細末，煉蜜為丸。

【用法】三餐後用溫開水送服，每用 9 克。

【專家箴言】有安神養心之功效。

遠志小米粥

【材料】遠志 3 克，小米 50 克。

【做法】將二味放入鍋中，加水熬煮成粥。

【用法】每日早晚食用。

【專家箴言】靜心、養神。

安神定志茶

【材料】石菖蒲、遠志各 6 克，茯苓、人參各 3 克，蜂蜜 5 克。

【做法】將幾味藥洗淨後放入杯中，以沸水沖泡，加蓋燜 15 分鐘即可飲用。

【用法】代茶頻飲。

【專家箴言】用於安神，適用於心氣鬱結或心血虛、痰涎壅塞而致的煩熱、精神恍惚、驚悸、不能安睡者，可見於神經衰弱或病後虛煩失眠。

合歡花——強心解鬱宜安神

性味 性平，味甘。

歸經 歸心、肝經。

合歡花屬豆科合歡屬落葉喬木，喜溫暖濕潤和陽光充足環境，氣微香，味淡。

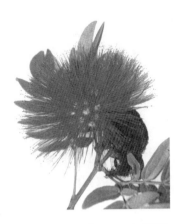

合歡花花絲粉紅色，莢果扁，是城市行道樹、觀賞樹。心材黃灰褐色，邊材黃白色，耐久，多用於製家俱；嫩葉可食，老葉可以用來洗衣服；樹皮供藥用，有驅蟲之效。它還有寧神作用，主要是治鬱結胸悶、失眠健忘、滋陰補陽、眼疾、神經衰弱等症。

合歡樹的樹形優美，葉形獨特，樹冠寬大，夏季濃蔭蔽日，羽狀的複葉晝開夜合，十分神奇。

夏日開花，呈粉紅色絨毛狀，不僅外形好看，還能吐露陣陣芬芳，形成輕柔的氣氛。非常適合作為庭院樹、綠化樹栽培。

《中國藥學大典》說：「小葉兩列，日暮相疊如睡，及朝，又漸分離，故有合歡、夜合之名。」意思就是說，合歡花隨著朝陽冉冉升起，兩側小小的葉片漸漸分開；隨著夜幕徐徐降落，這兩側的葉片也漸漸合攏。

藥材性狀

　　本品為頭狀花序，皺縮成團。花細長而彎曲，長0.7～1公分，淡黃棕色至淡黃褐色，具短梗。花萼筒狀，先端有5小齒；花冠筒長約為萼筒的2倍，先端5裂，裂片披針形；雄蕊多數，花絲細長，黃棕色至黃褐色，下部合生，上部分離，伸出花冠筒外。氣微香，味淡。

功效作用

　　合歡花含有皂甙，皂甙對紅細胞有溶解作用，如果採用靜脈注射，則毒性極大，內服有強壯、興奮、鎮痛、驅蟲及利尿作用；且對黏膜有刺激性，味辣而苦，進入呼吸道能引起咳嗽、咽痛，故磨粉時應戴口罩等用以防護。

　　中醫臨床上經常使用合歡花治療失眠，因為它具有養心安神，滋陰補陽的效果，對於長期失眠、精神抑鬱的患者的調理效果最為明顯。同時合歡花還可以清熱解暑，養顏祛斑。

　　對於女性美容養顏，祛斑美白所發揮的作用更是非常受到女性朋友的喜愛與認可，但是這種藥物不能長期使用，因為比較容易產生依賴性。

　　合歡花有很好的緩解失眠的作用，對於美容養顏、清熱解毒有幫助，還有祛斑的效果，滋陰補腎的同時可以促進代謝。

　　如果出現了失眠降溫、煩躁不安以及憤怒等情況，可以直接將合歡花泡水喝，能促進身體恢復。如果想要搭配其他的中藥材一起服用，如搭配琥珀、柏子仁、白芍、

龍赤等，安神解鬱的效果能夠獲得增強。如果發現自己容易心情煩躁，不妨吃合歡花來解決問題哦。

常用搭配

1. 配柏仁、白芍

可治神煩不寧，抑鬱失眠。

2. 配扁豆花、厚朴花

可治濕濁中阻，食慾不振。

人群宜忌

陰虛津傷者慎用合歡花，孕婦和小孩忌用合歡花。

佳品選購

本品以表皮細密、內皮色黃、味澀有刺舌感者為佳。

合歡花粥

【材料】合歡花 30 克（鮮品 50 克），粳米 50 克，紅糖適量。

【做法】將合歡花、粳米、紅糖同放入鍋內，加清水 500 毫升，用文火燒至粥稠即可。

【用法】於每晚睡前 1 小時空腹溫熱頓服。

【專家箴言】安神解鬱、活血、消癰腫。適用於憤怒憂鬱、虛煩不安、健忘失眠等症。

黑豆小麥合歡花

【材料】黑豆、去殼小麥各 15 克,合歡花 30 克。

【做法】先煮黑豆,沸後 10 分鐘後,加入小麥與合歡花同煎,煮至黑豆熟爛。

【用法】去藥渣取汁服用,每日 1 劑。

【專家箴言】止風熱、調中下氣、寧神、治心肝火旺型失眠。

合歡花蒸豬肝

【材料】合歡花 10 克,豬肝(兔肝、鴨肝也可)100~150 克,食鹽少許。

【做法】合歡花加水浸泡 4~6 小時,將豬肝切片,與合歡花同放碟中,加食鹽少許調味,隔水蒸熟後食肝。

【用法】佐餐食用。

【專家箴言】此方消風明目、舒鬱理氣、養肝安神,不僅治風火眼疾,而且對肝病脅痛、失眠有療救。

合歡花豬肉湯

【材料】合歡花、薏苡仁各 15 克,丹參、鬱金各 10 克,香附 6 克,豬瘦肉 100 克,陳皮 3 克,大棗 10 枚,生薑、精鹽各適量。

【做法】將豬瘦肉洗淨,切成小塊。其餘用料洗淨,生薑拍爛,陳皮浸泡去白,備用。全部用料放入鍋內,加適量水,小火煮 2 小時,加精鹽調味即成。

【用法】佐餐食用。

【專家箴言】有清熱健脾、清心解鬱、安神的功效。

大棗合歡花粥

【材料】大棗 12 枚，小麥仁 60 克，甘草、合歡花各 10 克，紅糖 30 克。

【做法】先將甘草、合歡花洗淨，共煎汁；洗淨大棗、小麥仁。將大棗、小麥仁、藥汁及紅糖一起放在砂鍋內，同煮成粥。

【用法】趁熱食用，每日 1～2 次。

【專家箴言】益氣健脾、寧心安神、除煩潤膚。久用可改善情緒，增進食慾，並具使皮膚細白紅潤的功效，亦可防止皮膚衰老，減少皮膚皺紋。

第 八 章

飲食有度，日常飲食也可養心

食物有寒熱，養心效果各不同

　　無論是食物還是藥物，其實都有寒熱之分，最恰當的吃法就是根據自己的體質來選擇相應性質的食物。善於觀察的人不難發現，同樣一種食物，有的人吃了就會覺得很舒服，而有的人吃了就會不適，這其實和人的體質有很大的關係。舉個例子來說，寒性體質的人吃了寒性的食物身體就會不適，而熱性體質的人吃了寒性的食物反而覺得很舒服。

　　體質大致分為偏寒、偏熱、平和三種：

　　偏寒體質者多性格內向，喜靜少動，精力比較差，動作遲緩，易疲勞，體型適中或偏瘦，面色蒼白，唇舌偏白、偏淡，怕冷，四肢發涼，小便清長，便溏，消化功能較差。體質偏寒者體內多缺乏陽氣，陽虛則體寒，平時可適當吃些性平或性溫的食物，避免吃寒涼的食物，尤其是在冬季。

　　偏熱體質者的性格多外向，喜動少靜，煩躁不安，精力亢盛。這類體質者的體型多偏瘦，面色發紅，舌質紅，舌苔乾黃，口渴喜飲，尿少而赤，大便秘結，脈洪大

而數，易上火，口角易生瘡、咽乾、心煩、失眠。此類體質者可以適當吃些性平、性涼的食物，性溫、性寒的食物也可以適當吃些，但熱性食物則要少食或禁食，以免加重上火的程度。

平和體質者的性格隨和開朗，精力充沛，不易疲勞、生病，身體勻稱而健壯。面色和膚色潤澤，雙眼有神，唇色紅潤，睡眠和胃口、二便情況都比較好。平和體質者的飲食禁忌不大，平時可適當多吃些性平、溫、涼的食物，寒性和熱性的食物不宜多食。

平和體質者體內的陰陽調和，即使體質出現了偏頗也不宜用藥物來糾正。只要平時注意飲食清淡，五味調和，無偏嗜就可以了。正如《彭祖攝生養性論》中強調：「五味不得偏耽，酸多傷脾，苦多傷肺，辛多傷肝，甘多傷腎，鹹多傷心。」

體質的寒熱除了受先天因素的影響，還要靠後天的調節，飲食也有寒熱之分。我們都知道，每天吃辣椒的人易上火，每天喝綠豆湯的人易胃寒，每天吃西瓜的人易腹瀉。根據食物對人體影響的不同，也可將其分為寒、涼、平、溫、熱五性。

顏色偏綠，味苦、味酸的水生植物一般屬寒性；顏色偏紅，味甜、味辛的陸生植物多性質偏溫；產於冬、夏季的植物多性寒；產於春、秋季的植物多偏熱性。

根據「寒者熱之，熱者寒之」的原則，體質寒者可以適當吃些熱性食物，體質熱者可以適當吃些涼性食物。寒涼食物有清熱、泄火、解毒的作用，經常用於治療各種

熱性疾病，心火旺盛者可適當吃些寒涼性質的食物來泄心火。溫熱性質的食物多有溫中、助陽、散寒的作用，心陽不足者可多吃些性質溫熱的食物來暖心陽。

介於溫寒之間的食物屬平性，平性食物有健脾、開胃、補益身體的作用。性平的食物廣泛適合各種體質者在各個季節食用。

五性食物盤點

熱性食物
調味品：辣椒、胡椒、秦椒、肉桂、咖哩粉。 **水果：**櫻桃、榴槤。 **中藥：**蓽撥、麻黃、鹿茸、烏賊骨、沉香。
溫性食物
穀類：糯米、紫米、高粱、穀芽、黑米。 **調味品：**蔥、生薑、乾薑、大蒜、芥末、花椒、孜然、小茴香、大茴香、紅糖、植物油、醋、香菜、草果、小蒜、料酒、石鹼、紫蘇、丁香、八角、桂花。 **蔬菜：**白蘿蔔（熟）、韭菜、藕（熟）、蒜薹、青蒜、洋蔥、雪裡蕻、茴香苗、香椿頭、香菜、南瓜、香荊菜、地筍、甘藷、香薷、荊芥、魔芋、薤白、刀豆、淡菜（水菜）。 **水果：**金桔、石榴、番石榴、木瓜、大棗、黃皮果、檸檬（性微溫）、杏、荔枝、佛手柑、楊梅、龍眼、紅毛丹、山楂、越橘果、枸橘、桃子。 **蛋類：**鵝蛋、麻雀蛋。 **肉類：**羊肉、牛肉、雞肉、駱駝肉、熊掌、麻雀肉、鷓

鴲肉、獐肉、雉肉、海蝦、河蝦、鱔魚（黃鱔）、帶魚、鯢魚、鰱魚、鰭魚、魴魚、河豚、鱅魚、海參、鱒魚、海星、鯰魚、海馬、鰷魚（白條魚）、刀魚、大馬哈魚、鯿魚、草魚、大頭魚、海龍、蠶蛹、蚶（毛蚶）。

乾果：栗子、開心果、核桃、松子仁、海松子、海棗、橡實。

中藥：五味子、肉蓯蓉、川芎、橘核、紅花、木香、當歸、山茱萸、何首烏（性微溫）、紫蘇、吳茱萸、橘皮、五加皮、荳蔻、丁香、黃耆（性微溫）、冬蟲夏草、白朮、薑黃、胡盧巴、紅荳蔻、肉荳蔻、高良薑、竹葉、食茱萸、野胡椒、山奈、白芷、人參、竹葉椒、獨活、紅麴、艾葉、杜仲、太子參（性微溫）。

平性食物

穀物：大米、玉米、燕麥、青稞、米皮糠、黑米、白芝麻、黑芝麻。

豆類：豌豆、赤小豆、飯豇豆（白豆）、黑豆、黃豆、毛豆、扁豆、蠶豆。

調味品：白糖、冰糖（性微涼）、味精、菜籽油、麻油、花生油、豆油、飴糖（麥芽糖、糖稀）。

蔬菜：青菜、大白菜、包菜、茼蒿、金花菜、蕪菁、扁豆莢、扁豆花、四季豆、馬鈴薯、胡蘿蔔、長豇豆（豆角）、山藥、睡蓮菜、葫蘆、芋頭、苦瓜（熟）、石耳、香菇、竹蓀、黑木耳（性微涼）、平

菇、雞腿菇、海白菜、猴頭菇、百合、清明菜、松蘑、口蘑、水薺、桑黃、水菠菜、翻白草、敗醬、大頭菜。

水果：椰子肉、無花果、花紅（沙果）、鳳梨、波羅蜜、葡萄、橄欖、蘋果。

蛋類：雞蛋、鴿蛋、鵪鶉蛋。

肉類：豬肉、雞血、蛇肉、蝗蟲（螞蚱）、驢肉、鵪鶉肉、鴿肉、鵝肉、大雁肉、鯽魚、青魚、黃花魚、鱸魚、白魚、鯉魚、烏賊魚、鮫魚、銀魚、鰣魚、鯧魚、鮑魚、鯪魚、鰻鱺、沙丁魚、泥鰍、金槍魚、鮭魚、魚翅、梭魚、鱖魚、魷魚、鱒魚、鰻魚、鯊魚、海參（性微涼）、海蜇、干貝。

中藥：王不留行、相思子、阿膠、八角楓葉、白豆、白鶴藤根、柏子仁。

涼性食物

穀物：小米、小麥、大麥、蕎麥、薏苡仁。

豆類：綠豆、馬豆。

蔬菜：芹菜、旱芹、水芹菜、荷蘭芹、茭白、莧菜、花椰菜、馬蘭頭、菠菜、蘆蒿、萵苣、筍瓜、枸杞頭、竹筍、青蘆筍、茄子、番茄（性微涼）、生菜、白蘿蔔（生）、絲瓜、黃瓜、節瓜、冬瓜、海芹菜（裙帶菜）、黃花菜（金針菜）、牛蒡、豆薯、紅薯葉、紅薯藤、西藍花、油菜、野莧菜、蒲筍、佛手瓜、豬毛菜、金針菇、鵝鴣菜、花菜、藕、蘑菇。

水果：梨、刺梨、山梨、枇杷、橙子、蓮霧、山竹、草

莓（性微涼）、蘆柑、火龍果、南酸棗、八月瓜。

蛋類：鴨蛋。

肉類：鴨肉、蛙肉（田雞）、兔肉、鸊鷉肉、水牛肉、魚、鮑魚。

乾果：菱角、羅漢果。

中藥：胖大海、決明子、薄荷、雞冠花、金錢草、地黃、白芍、冬瓜子、石膏、天花粉。

寒性食物

調味品：食鹽、面醬、醬油。

蔬菜：藕（生）、馬齒莧、蓴菜、魚腥草、蘆薈、海帶、菜瓜、紫菜、草菇、黃豆芽、綠豆芽、苦瓜（生）、仙人掌、空心菜、石花菜、蕨菜、榆錢、瓠子、黃鵪菜、睡菜、地耳、野白菜、薇菜、苦菜、葵菜、竹葉菜、車前草、野韭菜、酢漿草、地膚苗、蒲公英、乾苔、荸薺、芝麻葉、苧麻頭、豬牙菜、羊棲菜、落葵、木耳菜、慈姑（性微寒）、木耳菜（西洋菜）、髮菜（龍鬚菜）、蕺菜、竹筍（性微寒）、海藻。

水果：香蕉、柿子、哈密瓜、西瓜、柚子、陽桃、桑葚、金絲瓜、杜梨、奇異果、甘蔗、無花果、甜瓜（香瓜）。

涼性食物

蛋類：松花蛋。

肉類：螃蟹、蛤蜊（沙蛤、海蛤、文蛤）、牡蠣肉、烏魚、章魚、蚌肉、蜆（河蜆）、田螺（性大寒）、蟶

子、蝸牛、獺肉、螺螄、鴨血、馬肉。

乾果：柿餅。

中藥：黃連、麥門冬、珍珠、梔子、石斛、白茅根、蘆根、夏枯草、天門冬、大黃、柴胡、羚羊角、黃蘗、犀牛角、海藻、車前子、牡丹皮、乾葛、金鈴子、茅草根、白礬。

五色入五臟，紅色最養心

五味之中，苦味入心；五色之中，紅色入心。心為君主之官，五行屬火。從陰陽五行的角度上說，心主血，血為運行在脈內循環流注全身，滋養全身的紅色液體，為構成人體、維持人體生命活動之基礎。紅為火，入心，有補氣血的作用。所以，紅色的食物多能入心、入血，具有益氣補血的功效。

紅色食物的種類繁多，各有不同性味。辣椒屬熱性，紅糖屬溫性，西瓜屬寒性。偏溫性的食材有桑葚、羊肉、荔枝、龍眼等，有補血、生血、活血、補陽的功效，因此適合偏寒體質和身體虛弱者食用。

一般體型瘦弱、貧血、心悸、四肢冰冷者均宜食用。西瓜、番茄、柚子等紅色食物偏涼性，非常適合心火亢盛、愛上火者。

研究發現，紅色食物相對於其他顏色食物而言，有獨特的保健功能。紅色食物的抗氧化性一般很強，富含番

茄紅素、單寧酸等，能增強自身免疫力，有抗癌、抗衰之功，易感冒者常吃胡蘿蔔、大棗等不易感冒。

血壓高者可常吃西瓜、番茄等，有利尿降壓、保護心血管疾病的作用。此外，紅色食物還可為人體提供豐富的蛋白質、無機鹽、維生素、微量元素等，能提升心臟與氣血功能。

紅色食物中的大棗有益氣補血之功效，女性經常吃些大棗粥、大棗銀耳湯有很好的補氣血功效，面色也會越來越紅潤。而紅色食物中的山楂有活血化瘀、健脾醒胃的作用，能促進消化、降血脂、降膽固醇，血脂高、肥胖者均可食用。

將大棗、山楂一同泡茶，能養心氣、補心血、化血瘀，心臟功能較差或平時較操勞者易耗心血，可以飲此茶來改善心功能，恢復好氣色。

喝水要適量，過多危害心臟健康

《紅樓夢》中說「女人是水做的」，現代營養學家卻說「人都是水做的」。當然，《紅樓夢》中的「水」形容的是女人的性格，而營養學家說的「水」才是真正意義上的水。

人體中 50%以上是水，作為維持生命的基本物質，和養生有著密切關係。可是你知道嗎？即使水對人體而言非常重要，喝水也是要有個「度」的，不能無限制地喝，否則很可能會「水中毒」，或是加重其他疾病。

　　適量喝水能促進腸道蠕動，預防便秘、尿路感染、結石，但是喝水過量會加重心臟負擔。大量喝水會稀釋血液，加大血量，進而加重心臟負擔。加重了心臟負擔，自然會表現出胸悶、怒氣等不適，甚至會誘發心肌梗塞。多喝水還會導致多餘的水由血管滲透至身體各部分，整個人就會出現水腫，皮膚呈現出不正常光亮。

　　心臟不好的人就不能過量飲水了，否則可能會突發心臟病。人經常過量飲水，水進入體內後會使體液量顯著增多，體液增多，血液就會變稀，血液的容量就會變大。若血容量較大，心臟就會拚命加大輸血力度和速度。

　　心臟病患者的心臟本身的承受能力就比較差，此時再加大工作力度，心臟就會非常難受，發病也就不是什麼希罕事了。如果沒有特殊情況，每天的飲水量最好不要超過2000毫升。

　　那麼，每天喝多少水才算合適呢？

　　根據衛健委近期公佈的新版《中國居民膳食指南（2016）》中對飲水量的新推薦，成年人每天飲水量由舊標準的1200毫升增加至1500～1700毫升，且要少量多次飲用，提倡飲用白開水和茶水，盡量不喝或少喝含糖飲料。

　　除了要控制飲水量，還要避免喝水太猛，短時間內大量喝水，身體就會為了適應消化系統和循環系統而增加負擔，將一部分血液調入消化道內，大腦等重要器官易出現供血不足。不僅會誘發頭暈、頭痛，甚至會誘發心力衰竭、腦卒中等危重疾病。

　　喝水過猛還易誘發水中毒，表現出乏力、胸悶氣

短、活動受限等症狀，還會咳嗽出粉紅色痰，抽搐、昏迷，甚至死亡。

天氣炎熱或進行戶外運動的時候要及時補水，不過每次的補水量都不宜太多，運動前、中、後都要補水；運動前 15 分鐘要補充 300 毫升左右；運動中要喝 250 毫升左右；運動後，休息 15 分鐘再根據需要補充 200～400 毫升的水。

臨睡前也要少喝水，睡覺的時候身體平臥，回心血量增加，心臟負擔比較大，如果在這個時候大量喝水，不但會起夜，還易誘發心臟病。

慢性心力衰竭和腎衰患者更要勻速、小量、間斷性補水，平均每 2 小時補水 1 次，每次的飲水量不超過 200 毫升，防止加重病情。上了年紀的人或身體較弱者每次飲水量在 150 毫升左右即可，千萬不能一次大量飲水。

冰鎮飲料或冰水會刺激腸胃，導致胃腸痙攣不適，阻礙身體中熱量的散發，或者讓本就寒涼的體質變得更加寒涼。而且喝含糖量較高的水，糖代謝的過程中需要消耗體內的大量水分，會越喝越渴。

患心臟病的老年人不宜喝濃茶、咖啡、碳酸飲料，可以根據自身體質喝些紅豆湯、綠豆湯、雪梨銀耳湯、紅棗枸杞茶等。出汗較多的人可以適當喝些淡鹽水。

心氣虛，多喝粥

一般情況下，男性 40 歲之後，女性 35 歲後，心臟

才會開始變弱，身體就會表現出一系列的心氣虛症狀。不過現代社會中的人工作、學習的壓力非常大，會使年輕人的心氣就已經變得較虛了。

若一個人的心氣充足，整個人就會變得生機勃勃；反之，若心氣虛，整個人就會變得無精打采，對什麼事情都提不起興趣，整個人看起來非常低迷。

氣虛體質者一般身體偏胖，但胖而不實，肌肉變得鬆軟，抵抗力差，易感冒，主要是氣不足以固表，易外感風寒，動不動就大汗淋漓。而且心氣虛者很容易乏力，常常頭暈頭痛，心慌氣短，稍微幹點活就會渾身疲乏無力，平時懶得說、懶得做。

對於心氣虛者而言，想要改善這一症狀首先要做的就是補氣，飲食上多吃些補氣食物。適當吃些性平或性溫的食物，因為此類食物營養豐富，有溫補作用，易消化。平時盡量避免吃破氣的食物，如白蘿蔔，除非身體出現脹氣、補氣補得太足時頭暈或虛不受補。

心氣虛者平時要多喝些粥，盡量避免吃油膩的食物，因為氣虛者很難吸收這些食物中的營養物質，而且要耗費氣血去消化它們，導致營養未被吸收，轉變成廢物囤積於體內，整個人就會逐漸變胖。因此，最好的食療方式就是吃些軟爛的湯粥類。

因為湯粥類食物中的營養物質更容易被吸收，而且用五穀雜糧來熬粥，本身的氣就非常旺盛，因此補氣效果是非常不錯的。

喝粥雖然能補氣，但不宜喝涼粥，特別是夏季，更

不能喝涼粥。心氣虛者平時要注意避免吃過於生冷、油膩、辛辣之品，尤其是生冷食物，吃下去後臟腑要消耗熱量去溫暖它，耗熱而傷氣，可能會加重氣虛。

心陽虛，宜吃高熱量食物

現在有很多人都存在心陽虛的症狀，早上起來的時候還是神采奕奕的，可晚上下班的時候卻發現自己面色暗沉或是蒼白。其實這就是心陽虛的現象。

此外，還可以由看自己的指甲上是否有白色的半月痕來判斷自己是否心陽虛。如果除了小指，其餘四指都有大約占整個指甲 1/5 的半月痕，說明你的身體狀況還是比較好的，陽氣還很充足。有的人只有大拇指上才有半月痕，其他手指上的半月痕若隱若現，或者根本沒有，說明體內的陽氣匱乏，需要及時調理體質。

陽氣不足者易手腳冰冷，身體感受風寒，調理起來也非常麻煩。到了夏季，空調不能開得太低，要多出汗排毒，否則對身體健康不利，久而久之還會導致陽虛。但是很多人不把陽氣當回事，也不懂得保護自己體內的陽氣，一直等到身體不舒服，因此而患病才意識到問題的嚴重性。

人在出現心陽虛後，會表現出心悸心慌、胸悶胸痛、畏寒怕冷。陽虛則寒，所以心陽虛者常常會手腳冰冷、肢體不溫，尤其是到了冬季，手腳根本沒有溫熱的時候。這樣一來，冬季就會變得難熬，夏季還稍微舒服一

些，可即使是在夏季也不喜歡喝涼水，比較喜歡喝熱水。

心陽虛若進一步發展，則會心陽衰敗而暴脫，陽氣衰亡不能衛外則冷汗淋漓；不能溫煦肢體故四肢厥冷。心陽暴脫證繼發在心陽虛基礎之上。因此，飲食調理是重要的輔助治療手段。

此證患者，應進食高蛋白、高碳水化合物的食物，忌食辛辣、油膩及難消化的食物。

對於陽虛質來說，「補陽」自然是第一位的，而「補陽」又多從補腎入手。應該慢溫、慢補，緩緩調治，同時兼顧脾胃。中醫所謂「腎陽為根，脾陽為繼」，說的就是只有脾胃健運，才能「化腎陽為一身陽氣之本」。適當多吃些溫陽壯陽的食物，如羊肉、豬肚、雞肉、帶魚、麻雀肉、鹿肉、黃鱔、蝦、刀豆、核桃、栗子、韭菜、茴香等，以溫補脾腎陽氣為主。

根據「春夏養陽」的法則，夏日三伏，每伏可食附子粥或羊肉附子湯一次，配合天地陽旺之時，以壯人體之陽，最為有效。

心陽虛適合吃的果品類有荔枝、榴槤、櫻桃以及龍眼肉、板栗、大棗、核桃、腰果、松子等。乾果中最典型的就是核桃，可以溫腎陽，最適合腰膝痠軟、夜尿多的人。

蔬菜類包含生薑、韭菜、辣椒、南瓜、胡蘿蔔、山藥、黃豆芽等，山藥以河南出的鐵棍山藥最好。陽虛、氣虛體質者秋冬季經常喝些山藥板栗紅棗糯米粥，不僅暖身暖胃，還能補陽氣。

　　紅肉類有羊肉、牛肉、鹿肉、雞肉等。羊肉性溫、柔和，補陽、補氣又補血。在煲羊肉湯的時候，裡邊可以放一些當歸、白芍，吃起來既補陽氣又補血。一到冬天就手腳冷麻的人，可以喝當歸生薑羊肉湯，這是東漢張仲景的食療方。

　　水產類有蝦、黃鱔、海參、鮑魚、淡菜等。有兩道很好吃的菜——韭菜炒蝦仁和韭菜炒魷魚，可以改善陽虛體質，尤其適合男性。

　　少吃或不吃生冷、冰凍之品。寒性明顯的食品對陽虛體質的影響較大。飲品方面有冰鎮飲料、冰鎮果汁和新鮮椰子汁；新鮮水果和蔬菜方面有柑橘、柚子、香蕉、西瓜、甜瓜、火龍果、馬蹄、梨子、柿子、枇杷、甘蔗、苦瓜、黃瓜、絲瓜、芹菜、竹筍；其他還有綠豆、綠茶、海帶、紫菜、田螺、螃蟹等。

　　如果嘴饞很想吃上述食物，一要量少；二是可以搭配溫熱食物；三是蔬菜盡量不要涼拌生吃，最好在開水中焯一焯或者燉、蒸、煮。

　　心陽虛的人少喝西瓜汁、苦瓜汁、黃瓜汁、雪梨汁等，這些果蔬性涼，如果再冰鎮一下，則涼上加涼，更傷陽氣。如果到夏天的時候想吃苦瓜，則要想辦法去掉它的寒氣。比如用煲的方法，把苦瓜和新鮮瘦豬肉一起，煲得久一點兒，非常好吃，既有肉香又略帶清苦，還不傷陽氣。

　　大多數女性每天吃很多水果，因為想美容。吃水果對皮膚確實有好處，但是要看你是什麼體質。比如陽虛、

氣虛、痰濕的人，吃太多水果，會影響脾胃功能，不僅對皮膚沒好處，反而會傷脾胃。

心陰虛，多補充津液氣血

陰虛是指體內精血或津液等物質虧損引起的一系列病理現象，一般勞損久病、有熱病者，體內的津液耗損過多，則易出現陰虛症狀。易操勞過度、愛操心的人易耗傷心內精血，進而表現出心陰虛症狀。

如今，孩子為了繁重的學業而承受著巨大壓力；年輕人為了事業而拚搏；中年人上有老、下有小，承受著家庭和事業的雙重壓力；老年人晚年孤獨，健康狀況逐漸下降。所以現代人中，無論男女老少，都呈現出陰虛的狀態。

陰虛者應當多補充津液氣血，而陰陽兩虛者既要補陰，又要補陽。大家應當仔細判斷自己身體表現出來的不適症狀，之後對症選擇食療或其他方法來改善身體狀況。

心陰虛的人除了愛盜汗，還會出現一些常見症狀：

首先，陰虛生內熱，由於津液不足，陰虛無法制火，會表現出五心煩熱，即腳心、手心、胸口都愛出汗，心情煩躁。這樣的人一般比較消瘦，而且易在午後出現一波波的潮熱。

其次，津液少了，身體比較乾，易口乾咽燥，尤其是容易口渴，口渴時想喝冷水，不喜歡喝熱水。

陰虛者的尿液一般比較黃，大便易乾燥，舌色紅，

舌苔薄甚至無舌苔。心陰虛者心失所養，睡眠不安穩，易出現失眠多夢、心悸健忘等症狀。

在飲食上，可以適當吃些酸甘之品，因為酸甘化陰，甘寒能清熱，非常適合陰虛體質者。心陰虛的人宜適當吃些甘涼滋潤、生津養陰的食物，如糯米、綠豆、藕、馬蘭頭、大白菜、黑木耳、銀耳、豆腐、甘蔗、梨、西瓜、黃瓜、百合、山藥、烏賊等。忌食辛辣刺激和炒貨乾品，因為吃這樣的食物如同火上澆油，會加速體內津液的消耗，加重陰虛症狀。

還可以多吃以下食物：

1. 豬肉、豬皮：

豬肉有滋陰、潤燥的作用，豬肉補腎液，充胃汁，滋肝陰，潤肌膚，止消渴。陰虛體質者可適當多吃豬皮和豬肉。

2. 牛奶：

牛奶有滋陰養液、生津潤燥的功效，陰虛體質者經常喝牛奶可以補充營養。

3. 干貝：

干貝性平，有滋陰補腎的功效。干貝肉質細嫩，味道鮮美，屬高蛋白食品，陰虛者宜常服干貝湯，對身體大有益處。平時蒸雞蛋、煮湯、炒菜時都可適當加些干貝，在滋陰養腎之餘還能為菜餚增加鮮味。

4. 鴨肉：

在肉類中，鴨肉能滋養五臟、清虛勞之熱、養胃生津，鴨肉性寒，能滋陰潤燥降火。因此，心陰虛者可以通

過吃鴨肉來清補。

5. 雞蛋：

雞蛋是常見的營養食品，不但能夠益氣養血，還能滋陰潤燥。雞蛋是非常好的蛋白質食品，其中卵白蛋白、卵球蛋白、卵黃磷蛋白，是完全蛋白質。陰虛患者每天吃個煮雞蛋，能補充當天所需營養。

心血瘀阻，要補氣理血

我們身體的血液要在心的強力推動下才能流經全身各處，為身體各個組織器官輸送營養與氧氣，一旦由於某種原因導致血流不暢，或凝滯不通形成血塊，或溢出血脈外身體不能吸收，就會產生瘀血。

心主血，那麼如何判斷自己的心內是否有瘀血呢？可以透過觀察自己的面部、口唇、指甲、舌頭，如果顏色青紫，則說明有瘀血。

尤其是舌頭，如果舌頭上出現了瘀點、瘀斑，舌底的靜脈凸起，說明血瘀情況比較嚴重；女性朋友可以看看自己的月經狀況正常與否，如果經血之中有血塊，說明體內有瘀血，這樣的人經期多存在小腹疼痛、精神緊張、愛長痘；有的瘀血者會出現胸區疼痛、刺痛，痛處多固定，病程較長，而且會形成腫塊，且皮色青紫，一般出現上述症狀，則說明心血瘀阻的症狀已經比較嚴重了。

血瘀的產生原因主要包括：跌打損傷、內科疾病、情志不暢。不管是外傷肌膚，還是內傷臟腑，都會導致血

流不暢，瘀血內停。

還有一個原因就是人體正氣虛弱，心氣不足。氣為血之帥，氣不足，則不能推動血液的正常運行，不能將不正常的血液代謝出體外，就會形成瘀血。

治病的時候想要除根，就要改善瘀血，可以從以下兩個方面著手：補血加活血化瘀，適當吃些活血補血的藥物或食物；補氣理氣，補足心氣，氣行則血行。

心血瘀阻的人宜吃黑豆、黃豆、山楂、龍眼、大棗、茄子、油菜、杧果、紅糖、葡萄酒、玫瑰花、綠茶、何首烏、阿膠、白芍、當歸、枸杞子、蘿蔔、黃花菜、海帶、刀豆、洋蔥、佛手、橙子、蕎麥、枳殼、柴胡等。不宜吃甘藷、芋艿、蠶豆、栗子、苦瓜、烏梅、李子、花生、油炸食品、冷飲等。

其實，很多瘀血體質者最初出現的是氣鬱，即氣不順導致的，如果不改善氣鬱症狀，則很難改善血瘀的情況。如果確診是氣鬱導致的心血瘀阻，則應當在配合飲食的同時調節情志，改善氣鬱。

心火旺，多吃點苦

心火旺是我們非常熟悉的詞語，當我們看到有人大發雷霆、脾氣暴躁的時候，就會忍不住戲謔一句：「你的心火怎麼這麼旺啊。」

心火旺盛的主要特點就是心火上炎，出現口瘡、口乾、尿黃、心煩易怒等，這是實火；還有虛火，其主要症

狀為心煩、口乾、盜汗、睡眠不安、口渴等。遇到心煩的時候生氣著急，夏季天氣過熱導致出汗多甚至中暑，就會產生出實火；而勞累過度或損耗心陰、陰虛陽亢產生的火一般為虛火。

中醫認為，火在人體是熱能的表現，身體一定要有火才可以，人體一旦沒火，生命也就不復存在了。但火只有在一定範圍內才對身體有益，超出這個範圍就會耗傷人體氣血，易出現心氣虛的症狀，氣虛進一步加重會導致血瘀，進而誘發冠心病、心肌梗塞等嚴重的心臟疾病。

適合心火旺的人的食物有苦瓜、絲瓜、冬瓜、蓮子、藕、梨、柿子、西瓜、山竹、杏仁、苦丁茶、苦菜、芹菜、苦蕎麥、綠豆、鴨肉、天冬、竹葉、玄參、金銀花等。忌食荔枝、橘子、石榴、蔥、蒜、辣椒、胡椒、花椒、羊肉等。

虛火旺的人可以適當吃些百合和桑葚，百合味甘微苦，性微寒，有清熱潤燥的作用，鮮百合和蓮子一同煲湯，能泄掉虛火。桑葚味甘酸，性寒，有滋陰補血的作用，適合治療陰虛內熱引起的失眠、心悸，吃的時候可直接生食，也可用水煎服。

實火者可以適當多吃點「苦」，因為苦味食物有消暑、退熱、除煩提神、健胃等功效，有心火的時候適當吃些苦味食物，不但能緩解因疲勞和煩悶而致的不良情緒，還能恢復精力，解暑去熱，刺激胃液分泌，提升食慾。

再來說說苦味食物，苦味食物性寒、味苦，有清熱泄火、止咳平喘、瀉下等作用，可燥濕堅陰、平衡陰陽，

能除邪熱、去污濁、清心明目、益氣提神，苦味食物最大的作用就是調降心火。

　　每個人的身體都有火，但這個火一定要控制在一定的範圍內，火小了，人體就會陽虛，易手腳冰冷，畏寒怕冷；火大了，身體之津液就會被「燒乾」，整個人變得口乾舌燥、夜不能寐、面色枯黑。

　　體內的火過旺的時候，可以適當吃些苦味食物，如苦瓜、杏仁、蓮子等，有助於去除體內過多的火氣，且有提神醒腦的作用。

　　現代研究表明，苦味食物中富含蛋白質、維生素C，可以提高身體的免疫功能，防治癌症。尤其是苦瓜，內含苦瓜苷、類胰島素物質，有輔助降血糖的作用，非常適合糖尿病患者食用。

　　其實不僅夏季要吃苦味食物，在其他季節也要適合吃些苦味食物，因為苦味食物入心經，可安神。

　　夏季心經當令，人易火氣旺盛，易鬱悶氣惱，貪食冷飲，導致脾胃不和。因此，燥熱時適當吃些苦味食物，不但能緩解疲勞和煩悶，而且能去暑除熱，進而清心安神、健脾益胃。

　　苦味食物雖好，但不能過食，因為苦屬陰，骨也屬陰，苦走骨，骨得苦，那麼陰就會更盛。所以，骨骼有病的患者不宜過食苦味食物。

　　脾胃虛寒者不宜多吃和生吃苦瓜；平時大便溏稀、小便清長、面色慘白、經常手腳冰涼的人多陽氣不足或脾胃虛寒，不宜吃苦瓜；學齡前兒童不宜多吃苦瓜，否則易

傷脾胃；孕婦要慎食苦瓜，苦瓜中含少量奎寧，適量食用
對身體有益，但過食用會刺激子宮收縮，誘發流產。

　　此外，還要提醒大家一點，很多女孩夏季愛喝苦瓜
汁減肥，偶爾喝一兩次還可以，但是從中醫的角度來講，
苦瓜屬涼性食物，過度食用易誘發痛經。而且苦瓜中含草
酸過多，若常生吃苦瓜，過多的草酸就會和體內的鈣結
合，形成不溶性鈣鹽，不利於鈣吸收。

　　如果不太喜歡吃苦味食物，還可以將這些果蔬榨汁
加糖調味後飲服，不過果蔬汁並不太適合糖尿病患者飲
服，因為果蔬汁的含糖量比較高，會升高血糖。對於新鮮
果蔬，尤其是水果，最好生吃。

　　心火旺且喜歡吃肉食的人可以取荸薺 10 個，兔肉
300 克，一同燉湯飲服。兔肉味甘性涼，有清熱解毒、涼
血、通便的作用；荸薺味甘，性微寒，有清熱解渴、化痰
的功效。此湯不僅能滿足口感，而且能消除心煩口渴、咽
喉腫痛、口舌生瘡等心火旺盛的症狀，每週飲服 1～2 次
即可。

第 九 章

修身養性，茶方也養心

西洋參石斛茶，對症治療心陰虛

　　若是在氣候乾燥的環境下思慮過多，操勞過度，則易耗損心陰，津液少了，身體的其他臟腑器官也會比較「乾」，因此易口乾舌燥、咽乾眼澀。

　　一些上班族因工作需要，長期出差在外，好不容易回來休息一下，卻發現自己的嗓子特別乾燥，易口渴，喝了很多水也解不了渴。其實，這是疲勞過度、耗費心血過多導致的，再加上秋冬季節本就天氣乾燥，心陰虛了，才出現咽乾口渴之症狀。

　　當感到口渴咽乾時，可以泡上一杯西洋參石斛茶來滋陰潤燥，喝一下就相當於滋潤了身體，身體乾燥的情況就消失了，自然不會再口乾咽燥。

　　西洋參石斛茶的組方及沖泡方法：

　　西洋參 3 克，石斛 10 克，每天沖泡 2～3 次即可。

　　西洋參性涼，味甘、微苦，擅長補氣滋陰，清火生津。現代藥理研究表明，西洋參能提高機體抗病能力，抑制癌細胞生長，凡津液不足而致的咽乾口渴之症，或生活中感到虛煩躁火、喉疼失音、食慾下降，西洋參都非常對

症。西洋參能補氣養陰，屬涼性藥，如果身體有熱證，如口乾煩躁、手心發熱、面色發紅，此時宜用西洋參來調補降火。服用西洋參的時候要考慮季節性，春季、夏季偏乾，適合服用西洋參，不宜服紅參和人參；秋、冬季節需對症進補。西洋參每日的服用量不宜超過 3 克，否則易出現興奮、頭暈噁心、煩躁憂慮、失眠等症狀。且西洋參不宜和咖啡或濃茶出現同服，體濕胃寒者不宜經常服西洋參進行保健。

石斛能養胃陰、生津，臨床研究表明，石斛對癌症化療、放療後傷津和陰虛津虧證導致的口渴多飲、咽乾舌燥、大便秘結等確有效驗。二味配伍，有明顯的滋陰養胃、生津止咳功效。

鮮石斛清熱生津的功效較強，適合發燒、易煩熱之人；乾石斛擅長滋陰清補，適合熱病後期、陰虧虛熱者。鐵皮石斛有清熱滋陰的功效，有時需多煮一會兒，通常要煮半小時以上。而霍山石斛適合津液不足的老人。

連著喝幾天西洋參石斛茶，口渴咽乾症狀就能得到緩解，對於一般的口乾舌燥，喝 3～5 天症狀即可得到緩解。如果喝了此茶之後出現畏寒、體溫下降、食慾下降、腹痛腹瀉等不良反應，則說明不宜喝此茶。

山楂陳皮茶，活血行氣助消化

導致瘀血的原因有很多：熱脹冷縮，受了寒，血液凝固不動就成了瘀血；內臟出血，若脾臟破裂，血未排

淨，也會產生瘀血；氣鬱也會導致瘀血。人體內有瘀血之後，各種疾病也會隨之產生。

舌為心之苗，心血瘀阻，能從舌頭上看出來，懷疑自己體內有瘀血者，可以對著鏡子伸出舌頭看看自己的舌上是否有瘀瘢。如果舌頭上有很多紅點，且紅點發黑，則說明身體內有瘀血，不過症狀較輕。若舌質暗紫，則說明體內的瘀血較嚴重。之後抬起舌頭，看看舌下靜脈是否變粗，或舌下脈絡青紫，則說明體內的瘀血症狀已經比較嚴重，應及時調理，以免誘發冠心病、心肌梗塞，若是女性，則易不孕不育。體內有瘀者易面色晦暗、唇色發紫。可以適當喝些陳皮山楂茶來活血化瘀，以改善心血瘀阻。

陳皮山楂茶的組方及沖泡方法：

取陳皮、山楂乾各 10 克，青皮 5 克，用開水沖泡，每天代茶飲用。

陳皮屬於理氣藥，味辛、苦，性溫、歸脾肺經，具有理氣、調中、燥濕、化痰的作用。山楂有生山楂、炒山楂、焦山楂之分。

生山楂就是直接烘乾的山楂，有消食化積、活血化瘀的功效，可以直接泡山楂水來喝；炒山楂是經過炒製的山楂，消食功能強，而活血化瘀的功效較弱；焦山楂消食化積止瀉的功效更佳，活血化瘀的功效較弱。因此，如果是為了活血化瘀，直接買生山楂更好。

陳皮就是指我們平時吃的橘子皮，放置的時間越久，藥效越強，故名陳皮。陳皮味辛、苦，性溫，溫能行氣，辛能發散，苦能泄水，其理氣降逆、調中開胃、燥濕

化痰之功更佳。用陳皮的時候取的就是它的理氣功效。但是提醒大家注意一點，陳皮有燥濕作用，氣虛、燥咳、有胃火者，即臉上、鼻頭愛長痘者均不宜多食。青皮指的是經過曬製的橘皮，青皮與陳皮從行氣的角度上說，青皮較強。從化痰能力而言，陳皮較強。

不過，一般用於行氣理氣的話，還是用陳皮比較多，因為青皮破氣的同時還會傷正氣，陳皮力緩而不易傷正氣。臨床上有這樣的結論：左側胸痛用青皮，右側胸痛用陳皮；脅肋疼痛用青皮；中間疼痛用陳皮；下腹疼痛用青皮，胸腹疼痛用陳皮。

若女性體內有瘀血，且有乳腺增生，則宜用青皮。青皮的破氣功效非常好，能幫助打通乳腺堵塞，久服能治療乳腺增生，但是在此提醒大家注意一點，青皮破氣功效太強，女性月經來時不宜加青皮。

這款山楂陳皮茶能起到健脾開胃、消食化滯、活血化痰的功效，能緩解胸悶頭暈、咳嗽痰多，解酒毒等。

菊麥養生茶，降肝火、降心火

從中醫的角度上說，心為君主之官，主神明。所以，一旦心火過旺，就會擾神志。有這樣一種人，旁人稱其為「點火就著」，他們常常因為小事而大發雷霆。這類人易失眠，人睡眠不足時，情緒也會變差，易心煩發怒。同時，因心火上亢，就會面紅目赤、頭痛頭暈、寢食難安，嚴重影響到正常生活。

心火過旺，容易導致心煩易怒、精神緊張，可以試試菊麥養生茶。

菊麥養生茶的組方及泡飲方法：

菊花 10 朵，麥冬 10 粒，炒麥芽 20 克。將上述材料混合均勻後分成三等份，將每份用紗布包好，放入乾淨的茶杯內沖泡即可，每天早晚各 1 次。

菊花有疏散風熱、清熱解毒的功效，能抗菌、消炎、降壓、防冠心病；麥冬有生津解渴、潤肺止咳的功效，能治療肺燥乾咳、陰虛癆嗽、喉痺咽痛、津傷口渴、內熱消渴、心煩失眠、腸燥便秘等症；炒麥芽有行氣消食，健脾開胃，退乳消脹的功效。幾味茶材搭配，能降肝火、降心火、調養脾胃。

除此之外，還可喝些荷梗茶。直接取 9 克荷梗，用開水沖泡即可。荷葉梗味淡、苦，性平，入脾、膀胱經，能解暑清熱、理氣化濕、通氣寬胸、和胃安胎，可治療暑濕胸悶不舒、泄瀉、淋病、妊娠嘔吐等。

荷梗泡茶是一種簡易的去心火方法，若連服 2～3 日，症狀仍舊沒有顯著改善，要及時就醫。想要降心火，還應養成良好的生活習慣，培養樂觀的心態。飲食方面可以吃些水果，如梨、柿子、香蕉、奇異果、柚子、葡萄、甘蔗等，均有清熱泄火之功，特別是梨，有清熱解毒、生津潤燥、清心降火的功效，針對性更強。

導引養生功

張廣德養生著作　每冊定價350元

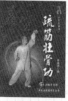 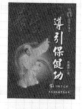 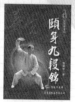 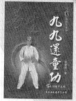 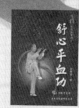

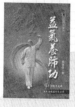 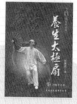 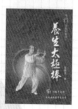 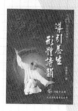 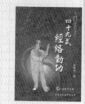

輕鬆學武術

太極跤

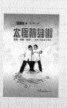 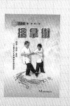 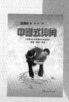

歡迎至本公司購買書籍

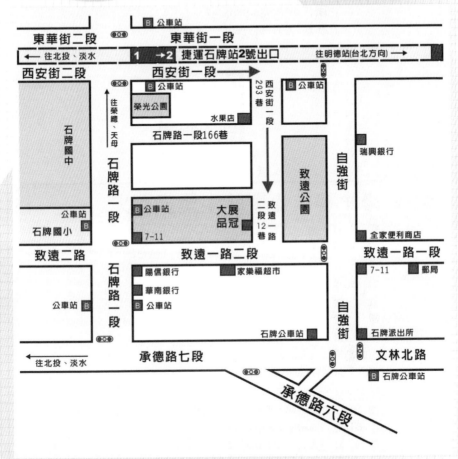

建議路線

1.搭乘捷運．公車

　　淡水線石牌站下車，由石牌捷運站２號出口出站(出站後靠右邊)，沿著捷運高架往台北方向走(往明德站方向)，其街名為西安街，約走100公尺(勿超過紅綠燈)，由西安街一段293巷進來(巷口有一公車站牌，站名為自強街口)，本公司位於致遠公園對面。搭公車者請於石牌站(石牌派出所)下車，走進自強街，遇致遠路口左轉，右手邊第一條巷子即為本社位置。

2.自行開車或騎車

　　由承德路接石牌路，看到陽信銀行右轉，此條即為致遠一路二段，在遇到自強街(紅綠燈)前的巷子(致遠公園)左轉，即可看到本公司招牌。

國家圖書館出版品預行編目資料

老中醫教你單味中藥去心火 謝文英編著.
——初版，——臺北市，品冠文化出版社，2021 [民 110.06]
面；21公分—（休閒保健叢書；52）
ISBN　978-986-98051-7-9（平裝）
1.單方　2.中藥方劑學　3.食療
414.65　　　　　　　　　　　　　　　110005547

老中醫教你單味中藥去心火

編　　著／謝文英
責任編輯／王霄、聶媛媛
發 行 人／蔡孟甫
出 版 者／品冠文化出版社
社　　址／臺北市北投區（石牌）致遠一路2段12巷1號
電　　話／（02）28233123，28236031，28236033
傳　　真／（02）28272069
郵政劃撥／19346241
網　　址／www.dah-jaan.com.tw
E - m a i l／service@dah-jaan.com.tw
登 記 證／北市建一字第227242號
承 印 者／傳興印刷有限公司
裝　　訂／佳昇興業有限公司
排 版 者／菩薩蠻數位文化有限公司
授 權 者／安徽科學技術出版社
初版1刷／2021年（民110）6月

定價／330元

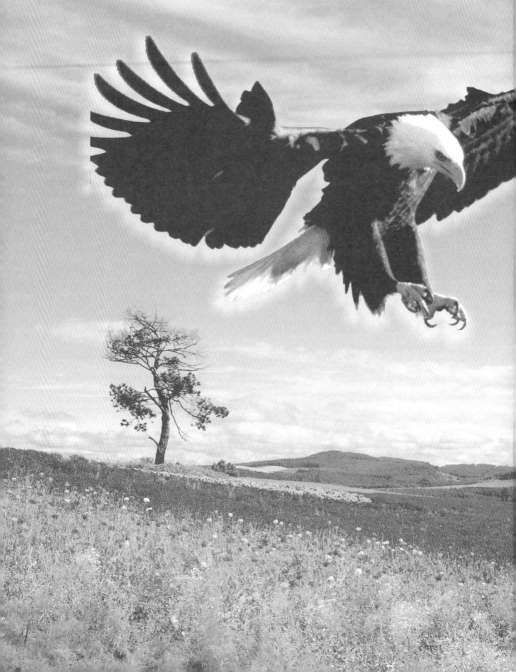

大展好書　好書大展
品嘗好書　冠群可期

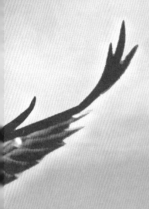

大展好書　好書大展

品嘗好書・　冠群可期